胃与肠

——胃溃疡变了吗？

构建新的胃溃疡学

（日）《胃与肠》编委会　编著

《胃与肠》翻译委员会　译

U0198698

辽宁科学技术出版社

·沈阳·

Authorized translation from the Japanese Journal, entitled
胃と腸 第52卷 第7号
ISSN: 0536-2180
編集:「胃と腸」編集委員会
協力:早期胃癌研究会
Published by IGAKU-SHOIN LTD., Tokyo Copyright © 2017

图书在版编目（CIP）数据

胃与肠.胃溃疡变了吗？构建新的胃溃疡学 /（日）《胃与肠》编委会编著；《胃与肠》翻译委员会译 . — 沈阳:辽宁科学技术出版社，2021.1

ISBN 978-7-5591-1358-0

Ⅰ.①胃… Ⅱ.①胃… ②胃… Ⅲ.①胃溃疡—病理学 Ⅳ.① R573.102

中国版本图书馆 CIP 数据核字（2019）第 245626 号

出版发行：辽宁科学技术出版社
　　　　　（地址：沈阳市和平区十一纬路25号　邮编：110003）
印 刷 者：辽宁新华印务有限公司
经 销 者：各地新华书店
幅面尺寸：182 mm × 257 mm
印　　张：6
字　　数：150 千字
出版时间：2021 年 1 月第 1 版
印刷时间：2021 年 1 月第 1 次印刷
责任编辑：唐丽萍　丁　一
封面设计：袁　舒
版式设计：袁　舒
责任校对：尹　昭　王春茹

书　　号：ISBN 978-7-5591-1358-0
定　　价：80.00元

编辑电话：024-23284363　13386835051
E-mail: 1601145900@qq.com
邮购热线：024-23284502
http://www.lnkj.com.cn

目　录

序言　　胃溃疡变了吗——构建新的胃溃疡学

胃溃疡的变迁——病理与形态

春间 贤[1, 2]

| 关键词 | 胃溃疡　趋势　成因　形态　Helicobacter pylori |

[1] 川崎医科大学総合医療センター総合内科学2
　〒700-8505 岡山市北区中山下2丁目6-1　　E-mail：kharuma@med.kawasaki-m.ac.jp
[2] 川崎医療福祉大学医療技術学部臨床検査学科

前言

上消化道疾病的发生率和形态正在发生重大改变。以前，萎缩性胃炎及消化性溃疡的情况较多，而最近，反流性食道炎中功能性消化不良、十二指肠炎等疾病明显增多。胃息肉的组织形态也正在发生变化，从以往的因萎缩性胃炎诱发的腺上皮增生性息肉，逐渐演变为在没有萎缩与炎症的胃黏膜上产生的胃底腺息肉（**图1**）。

究其原因，与 *helicobacter pylori*（*H.pylori*）感染率的降低[1]、饮食生活等为主的生活习惯的欧美化、以及高龄人口的增加等因素息息相关。特别是，*H.pylori* 感染率的降低受 NSAIDs（non steroidal anti-inflammatory drugs）、低用量阿司匹林以及抗血栓药物和抗凝药的药剂影响程度较大，除了对胃溃疡的发生率和发生部位、发生形态以外，也对萎缩性胃炎及胃癌、反流性食道炎、胃息肉等多种疾病的发生率和形态带来了深远影响。

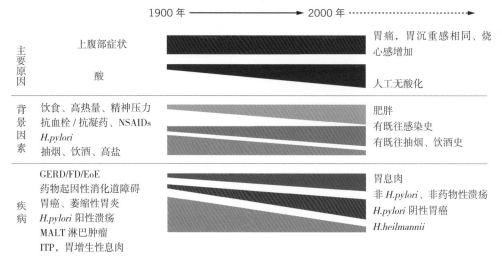

图1 上消化道疾病的发展趋势及其成因

从日本国范围来看，H.pylori 感染率偏高，萎缩性胃炎的患者很多。但是随着饮食生活的欧美化以及 H.pylori 感染率的逐渐降低，萎缩性胃炎也逐渐减少，日本人的胃酸分泌量呈逐渐增加的趋势，因此，近年来反流性食道炎、NERD（non-erosive reflux disease）的 GERD（gastroesophageal reflux disease）患者急剧增加。而围绕上腹部症状的疾病结构，也因胃酸分泌量变化为主要诱因，产生了相当大的变化。

FD：功能性消化不良，EoE：嗜酸性食管炎，ITP：特发性血小板减少性紫癜。

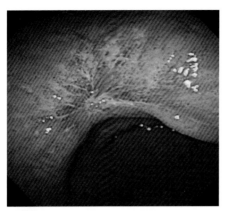

图2 胃角部小弯的线形溃疡、溃疡边缘存在大范围发红与褪色区域，代表反复发作与治愈

为此，本书特意针对胃溃疡，以"胃溃疡变了吗——构建新的胃溃疡学"为命题，对胃溃疡的病例与形态，结合多个图像进行了论证。

正如胃溃疡的别名——慢性消化性溃疡一样，胃酸的分泌对其产生起到了关键性作用，作为易反复发作的疾病，曾经一度难以治愈。但是，随着 H₂ 受体拮抗剂以及质子泵抑制剂（proton pump inhibitor，PPI）等强效胃酸分泌抑制药物的开发，和为防止胃溃疡复发而开展此类药物的维持疗法，以及 *H.pylori* 除菌疗法的普及，胃溃疡的难以治愈性和反复发作性已经得到了很好的控制。

本文中的溃疡病理大致依据是否感染了 *H.pylori* 来区分，但是在 *H.pylori* 感染率大幅度减少的情况下，与 *H.pylori* 相关联的胃溃疡论文也逐渐减少，成为宝贵的资料与报道。而取代 *H.pylori* 起因溃疡，呈增加趋势的，是起源于药物的胃溃疡，特别是随着有既往疾病史的高龄患者的增加，疾病发生率一度大幅度提升，但最近因 PPI 预防措施的普及，也开始逐渐下降。另一方面，即使经过 *H.pylori* 除菌后仍会有极小概率发生胃溃疡，另外，诸如 *H.pylori* 感染呈阴性，且毫无药物既往史这类无法用现有的胃溃疡经验来论证的胃溃疡也开始显露。

并且，由类似于胃溃疡症状的溃疡型胃癌、梅毒、结核以及巨细胞病毒等感染症引起的胃溃疡也不可忽略。在 H₂ 受体拮抗剂和 PPI 得到广泛运用之前，一直难以治愈的胃溃疡及十二指肠溃疡都是胃切除术的对象。之后，随着针对出血性消化性溃疡的内镜止血术的普及，胃切除术也开始减少，因此，吻合口溃疡出现概率也开始大幅减少。

本文将在 *H.pylori* 阳性溃疡急剧减少的情况下，综合考虑其历史性背景，针对 *H.pylori* 相关的胃溃疡与吻合口溃疡，从引起常见病（common disease）的药物起源性胃溃疡、逐渐增多的 *H.pylori* 除菌后胃溃疡与非 *H.pylori*/ 非药物性胃溃疡、代表胃溃疡形态的胃癌等的肿瘤性病变出发，以及围绕儿童胃溃疡等对胃溃疡未来具有象征意义的重要课题，分别由各个具有丰富临床经验，以及经历过胃溃疡发生病例的老师们编著而成。主要病例采用具有恶性淋巴瘤形态的良性溃疡病例、容易与良性溃疡的鉴定相混淆的弥漫浸润型胃癌、以及呈现多样化胃部病变的巨细胞病毒感染以及伴随胃梅毒等一系列胃溃疡病例，在此基础上，还囊括了未来可能增加的 *Helicobacter herbmannii* 感染引起的胃溃疡病例。

胃溃疡的病理与形态的变迁

从关于消化性溃疡的以往多项研究来看，相对于十二指肠溃疡的显著高酸值，胃溃疡疾病的胃酸分泌呈正常酸值或略微下降趋势，其发生背景多少会与萎缩性胃炎相关[2]。胃溃疡的发生部位较集中在胃角部小弯处，随着胃体的萎缩逐渐转移至胃体上方，此时也被称为高胃溃疡。胃角部小弯的线形溃疡反复治愈与发作（**图2**），胃窦部小弯缩短后被称为囊状胃的胃变形、胃体部前后壁发生对称性溃疡后被称为对称性溃疡的胃溃疡，以及胃体部的多发性溃疡造成的被称为葫芦胃的胃变形，溃疡型胃癌与良性溃疡同样反复发作并治愈的恶性循环等一系列病例，均逐渐成为历史。

表1 胃溃疡患者数的发展趋势（各年度 10 月）

年度	患者数(单位：千人)			诊疗率（每10万人口）		总患者数（单位：千人）
	总数	住院	门诊	住院	门诊	
1984 年	112.8	21.3	91.5	18	76	—
1987 年	105.4	17.5	87.9	14	72	613
1990 年	109.8	16.2	93.6	13	76	751
1993 年	114.1	15.2	98.8	12	79	816
1996 年	106.0	12.1	93.9	10	75	916
1999 年	81.7	10.2	71.5	8	56	734
2002 年	70.6	8.0	62.6	6	49	649
2005 年	58.9	6.3	52.6	5	41	529
2008 年	48.2	5.0	43.2	4	34	435
2011 年	38.2	3.6	34.6	3	28	355
2014 年	29.2	3.1	26.2	2	21	272

［转载自日本厚生劳动省大臣官房统计情报部，平成 26 年患者调查（伤病分类篇）。P53,2014 ］

2000 年 11 月开始对胃部 / 十二指肠溃疡的 *H.pylori* 除菌正式纳入保险范围，并积极发展除菌疗法的技术，使胃溃疡的复发率得到有效控制。并且，2013 年 2 月开始除菌疗法扩大应用于 *H.pylori* 感染的胃炎中，胃溃疡的发生率本身显著下降。根据日本厚生劳动省在 2014 年度的患者调查，相比 1984 年度的胃溃疡总人数 112 800 人，2014 年度为 29 200 人，下降到 1/4（**表1**）[3]。

起源于 *H.pylori* 的慢性 / 复发性胃溃疡虽然减少了，但患有各种各样基础疾病的高龄人士却越来越多，NSAIDs 及低剂量阿司匹林、抗血栓药、抗凝药引起的胃溃疡显著增加。其临床诊断结果显示，以消化道出血为主要症状，无黏膜萎缩或轻度黏膜萎缩的胃部容易发生的出血性胃溃疡病例的增加趋势很快。该类溃疡可通过 PPI 等胃酸分泌控制药物来预防，因此只需针对上述药物为处方的循环器官、肾脏内科、脑神经、整形外科领域的医生开展启蒙化和普及化教育，相信未来可以得到有效控制。

另一方面，日本也和其他国家一样，非 *H.pylori* 和非药物性的胃溃疡病例越来越多，并且易发于胃窦部。胃溃疡的发生部位原则上是伴随萎缩逐渐向胃体上方转移的，但是随着 *H.pylori* 的消失，其转移趋势也同以往不同，开始往反向的幽门侧转移。

总结

胃溃疡的成因从 *H.pylori* 到药物等发生了重大的变迁，而且胃溃疡的发生率和部位、形态也正在发生重大改变。反复发作与治愈的慢性溃疡形态下的胃溃疡逐渐减少，而急性溃疡的发病症状、以及特殊的未明确成因的胃溃疡呈逐渐增多趋势的情况下，对胃溃疡的形态解剖分析工作尤为重要。《胃与肠》曾针对发现 *H.pylori* 之前的胃溃疡症状，以"胃溃疡的时代变迁"为主题，由五之井哲朗等的论文著作[4]论证，同时结合本书等资料的阅读，可进一步加深对日本胃溃疡发展史的理解。

参考文献

[1] Kamada T, Haruma K, Ito M, et al. Time trends in *Helicobacter pylori* infection and atrophic gastritis over 40 years in Japan. Helicobacter 20:192-198, 2015

[2] Tahir H, Sumii K, Haruma K, et al. A statistical evaluation on the age and sex distribution of basal serum gastrin and gastric acid secretion in subjects with or without peptic ulcer disease. Hiroshima J Med Sci 33:125-130, 1984

[3] 厚生労働省大臣官房統計情報部. 平成26年患者調査(傷病分類編). p 53, 2014

[4] 五ノ井哲朗, 植木洋司. 胃潰瘍の時代の変貌. 胃と腸 15:27-33, 1980

主题　胃溃疡变了吗——构建新的胃溃疡学

胃溃疡病理学的温故与知新

太田 敦子[1]

岩下 明德

田边 宽

中马 健太[1, 2]

山冈 梨乃

摘要● 根据本院接诊的胃溃疡切除 15 个病例的论证，得出以下结果：① 30 年来切除病例明显减少；②高龄男性发生率较高，深度来看 UHV 溃疡占 77.8%；③对背景黏膜的组织观察下，疑似 Helicobacter pylori（H.pylori）胃炎的症状较多，并在 40% 的病例中发现菌体；④除菌后的 2 个病例中，无萎缩及中性粒细胞浸润现象，且发现轻度的慢性炎症细胞浸润。另外，近年来类似于非甾体类抗炎药（NSAIDs）等药物引起的溃疡以及黏膜变化现象呈增加趋势，下面主要针对 NSAIDs 溃疡的组织结构与质子泵抑制剂（PPI）造成的胃黏膜变化进行阐述。

关键词　胃溃疡　Helicobacter pylori　胃炎　药物起源性溃疡　NSAIDs

[1]福冈大学筑紫病院病理部　〒818-0067筑紫野市俗明院1丁目1-1
　　E-mail：iwa-aki@fukuoka-u.ac.jp
[2]福冈大学筑紫病院消化器内科

前言

对于胃溃疡以及胃炎病因的看法与治疗方法，在过去的 30 年内曾发生过很大变化。20 世纪 70 年代开发出来的 H_2 抑制剂西咪替丁在 1982 年开始被允许在日本使用，之后质子泵抑制剂（proton pump inhibitor，PPI）在 1991 年也被正式批准使用。这些药物起到的作用非常明显，使出血造成的外科手术病例和死亡情况得到大幅度的改善。1983 年 Warren 与 Marshall[1] 发现 Helicobacter pylori（H.pylori）后，明确了其与胃溃疡、胃炎乃至于胃癌发病之间的相关性。日本从 2000 年开始将 H.pylori 除菌疗法正式纳入了消化性胃溃疡患者的保险范围内。随着 H.pylori 感染率的下降 [2]，消化性溃疡的发病率也逐年下降 [3]，未来可能还会维持该趋势。另一方面，起源于非甾体抗炎药（nonsteroidal antiinflammatory drugs，NSAIDs）的出血性溃疡比例有所增加 [4]。对于病理医生来说，诊断

传统型又大又深的消化性溃疡的机会越来越少（更何况是切除病例），而"除菌后胃炎"以及药物引起的胃炎、溃疡的临床诊断下的活检病例会越来越多。另外，具有明显特征的疾病不多，很多情况下都只是单纯作为慢性胃炎与慢性活动性胃炎诊断的，但如今随着越来越多的新药物问世，我们也不得不考虑这些药物可能引起的影响。

本文将在胃溃疡的定义与分类之后，通过胃溃疡切除病例，具体阐述包括背景黏膜组织的临床病理学方面内容以及组织学结构。并从引起胃溃疡及胃炎成因的药剂出发，特别是 NSAIDs 溃疡成因机制和组织结构、以及近年来发现的 PPI 引起的胃黏膜变化等进行具体介绍。

胃溃疡的定义、分类与组织结构

胃溃疡指的是胃壁的局限性组织缺损现象，在胃底腺分泌的酸性消化液作用下产生的消化性溃疡是胃溃疡的主要原因。

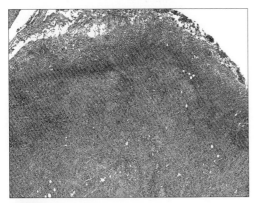

图1 慢性胃溃疡

活跃期的溃疡底部分别由表层开始。①浸润层；②类纤维素性坏死层；③肉芽组织层；④纤维性瘢痕层组成。

表1	胃溃疡外科切除 15 个病例的临床病理学特征
性别（男性：女性）	13:2
年龄（平均值）（岁）	43~78（62.7）
溃疡发生部位 *	
U（上方）	5（27.8%）
M（中央）	11（61.1%）
L（下方）	2（11.1%）
溃疡尺寸（平均）（mm）	（4~50）×（4~45） （22.9×18.3）
溃疡深度（UL-Ⅰ：UL-Ⅱ：UL-Ⅲ：UL-Ⅳ）	0:2:2:14

*：15 例溃疡病例中的 18 个病变

溃疡根据其组织缺损的深度分为 4 种，分别是 UL（ulcer）-Ⅰ（也就是糜烂型，但不超出黏膜肌层，仅限于黏膜层的缺损）；UL-Ⅱ（组织缺损已到达黏膜下层）；UL-Ⅲ（到达固有肌层的缺损）；UL-Ⅳ（程度最深，贯通固有肌层到达浆膜层）[5]。

并且还分为急性溃疡与慢性溃疡，分别显现一定的组织结构图[6]。

急性溃疡为 UL-Ⅱ平坦的溃疡，表面有坏死层、下部水肿、有纤维素析出、白血球浸润现象，但无纤维性瘢痕层。也就是说溃疡主要是胃壁组织的缺损形成的。

慢性溃疡在活跃期的溃疡底部形成 Askanazy 的 4 层，也就是从表层开始依次为：①浸润层；②类纤维素性坏死层；③肉芽组织层；④纤维性瘢痕层（图1）。肉芽组织及纤维化过程除了在溃疡底部以外，也在附近的黏膜下层、肌层和浆膜层内产生。溃疡底部经常能发现静脉血栓，纤维性瘢痕组织内经常能发现具有增殖性或梗阻性动脉内膜炎的结构，有时还伴随截断神经瘤以及淋巴球聚集。另外，溃疡底还会有破裂的动脉外露情况。位于溃疡部位两侧的固有肌层端部，经常能看到呈尖端较细状往上方弯曲，与断裂的黏膜肌层相互愈合的结构。治愈过程中的溃疡，一般浸润层和类纤维素性坏死层已被清理掉，新生的一层再生表皮从溃疡边缘开始，一直延伸到部分或整体包裹缺损部位。随着治愈程度的升高，会形成新生的再生黏膜。处于瘢痕期的溃疡基本已覆盖成熟的再生黏膜，也就是基本正常的胃黏膜。

胃溃疡手术病例的验证

在 1985—2016 年的 32 年间，作者所在医院为治疗胃溃疡而实施的胃切除术共计 17 例。其中 2000 年之后的切除术只有 4 例，2014 年以后为零。17 个病例中，除去难以用组织性评估的 2 例，剩下的 15 例共 18 个病变显示的临床病理学特征如**表1**所示。

以 43~78 岁（平均 62.7 岁）的相对高龄男性为主，大部分都发生在胃体部。溃疡的大小有直径 4mm 和 7~8mm 的小型溃疡，也有直径 50mm 的大型溃疡，平均在 22.9mm×18.3mm。溃疡的深度通过手术观察，18 个病变中的 14 个（77.8%）是达到浆膜层的 UL-Ⅳ 级别，2 个病例中确认到穿孔。从组织学上看，只有 2 个病变显示急性溃疡，其余病例为开放性慢性溃疡。

背景黏膜的组织学判断，参考新悉尼系统（updated Sydney system，USS）[7] 以及直观模拟评分法（visual analogue scale）[8]（**图2**）进行评价。也就是根据有无胃固有腺的萎缩情况，分为 non-atrophic type（非萎缩型）与 atrophic type（萎缩型），在此基础上，慢性炎症细胞浸润、活跃性（中性粒细胞浸润）、萎缩、肠上皮化生的各个项目分别做 normal（0）、mild（+）、moderate（++）、marked（+++）的 4 阶

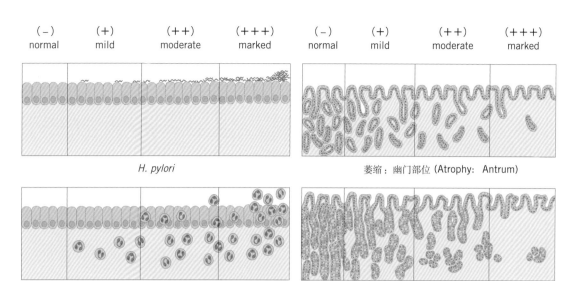

| （−）normal | （＋）mild | （＋＋）moderate | （＋＋＋）marked | （−）normal | （＋）mild | （＋＋）moderate | （＋＋＋）marked |

H. pylori

萎缩：幽门部位 (Atrophy: Antrum)

中性粒细胞 (Neutrophils)

萎缩：胃体部位 (Atrophy: Corpus)

单核细胞 (Mononuclear cells)

肠上皮化生 (Intestinal metaplasia)

图2 新悉尼系统 (updated Sydney system)：直观模拟评分法 (visual analogue scale)
〔Dixon MF, et al. Classification and grading of gastritis. The updated Sydney System. International Workshop on the Histopathology of Gastritis, Houston 1994. Am J Surg Pathol 20：1161−1181, 1996(转载)〕 ┆

表2 胃溃疡切除术中，溃疡周边黏膜 USS 的胃炎数据结果

	非萎缩型(*n*=7)	萎缩型(*n*=8)
慢性炎症细胞浸润	1.714	2.375
中性粒细胞浸润	1.857	1.875
萎缩	0	1.125
肠上皮化生	0.833	1.625

段评价。这些数据数值化后，非萎缩和萎缩区分的结果如**表2**所示。

慢性炎症细胞浸润与肠上皮化生在萎缩型中的程度更高。*H.pylori* 经过显微镜检验确认是否存在菌体。因通过 HE 染色以及 Warthin−Starry 染色确诊的 *H.pylori* 菌体仅有 1 例，因此追加抗 *H.pylori* 抗体（polydonal）的免疫染色结果，确认 15 个病例中 6 例（40%）存在 *H.pylori*。2 例为 *H.pylori* 除菌后，在两者黏膜中均确认有轻度

的慢性炎症细胞浸润，但未发现中性粒细胞浸润及萎缩情况。同样在这 2 个病例中即使在免疫染色下仍未能确认有 *H.pylori* 菌体。除了这 2 个除菌后病例的其他病例中，几乎所有的病例均在背景黏膜上发现中等级别以上的慢性炎症细胞浸润，以及轻度 ~ 中度的中性粒细胞浸润现象，属于慢性活跃性胃炎的状态。从组织学判断 *H.pylori* 导致胃炎的可能性较大，但是仅依靠 HE 染色、Warthin−Starry 染色下只出现了 1 个 *H.pylori* 的病例。另外，一些样本上甚至还存在黏膜上皮损伤及上皮周围黏液消失的情况，因此本次采取了正常诊断下不使用的免疫染色法。免疫染色是一种针对 *H.pylori* 采取单克隆性抗体以及多克隆性抗体对菌体进行染色的方法，当菌体数量较少时，适合在鉴别 *H.pylori* 与其他细菌、出现 coccoid form（球形体转变）等难以用非特异染色法判断

情况下使用[9, 10]。其结果显示，其他的 5 个病例中也确认有少量 H.pylori。

胃溃疡手术病例的临床病理学特征与组织结构总结如下。

（1）以胃溃疡治疗目的而实施的手术病例共 15 例，最近 30 年呈急剧减少趋势，2000 年以后只有 4 例。

（2）相对来说高龄男性较多发，深度分类上基本都是深达 UL-IV 浆膜层的。

（3）组织学上属于急性溃疡的 2 个病例，其他都是（开放性）慢性溃疡。

（4）背景黏膜在中性粒细胞浸润明显的慢性活跃性炎症中形成淋巴滤泡的病例占一半以上，这些都疑似为 H.pylori 胃炎，但确认存在菌体的仅有 6 例（40%）。在 H.pylori 量少的情况下，通过抗 H.pylori 抗体的免疫染色法被认为有效。

（5）从 H.pylori 除菌后的 2 例来看，未发现胃固有腺萎缩情况，仅发现轻度的慢性炎症细胞浸润。也没有感染 H.pylori，胃溃疡的原因不明确。

病例

病例 1：患者为 50 岁年龄段，男性。

因上腹部疼痛来诊。疑似穿孔，实施紧急幽门侧胃切除手术。胃体下方前壁上确认有伴随 3.0cm×1.5cm 穿孔的开放性溃疡（**图 3a**）。组织学上属深度 UL-IV 的慢性溃疡（**图 3b**），溃疡边缘有新生上皮。背景黏膜整体存在伴随中性粒细胞浸润的慢性炎症细胞浸润现象，有淋巴滤泡形成（**图 3c**）。再生表层的黏液内及上皮表面确认存在较多 H.pylori 菌体（H.pylori 胃炎）（**图 3d**）。

病例 2：患者为 70 岁年龄段，男性。

因吐血来诊。因局部酒精注射与烧灼难以止血而实施幽门侧胃切除术。胃体下方小弯处发现的 2.7cm×2.2cm 的边缘齐整的出血性溃疡（**图 4a**），从组织学判断为 UL-IV 型溃疡（**图 4b**），溃疡底部血管外露明显（**图 4c**）。背景黏膜呈非萎缩的慢性活跃性炎症，并发现少量 H.pylori 菌体。

病例 3：患者为 70 岁年龄段，男性。

5 年前成功接受 H.pylori 的二次除菌。因慢性心房纤颤，正在服用华法林。后因吐血实施紧急内镜及 IVR（interventional radiology）措施后，再次出血导致血压下降，最终紧急实施全胃切除术。出血源头为胃体上方前壁 44mm×32mm 大不规整开放性溃疡（**图 5a，b**）。组织学判断深度为达到肌层的 UL-III 的溃疡，溃疡底部发现较粗的血管外露（**图 5c**）。背景黏膜上无萎缩，只发现不含中性粒细胞的少量慢性炎症细胞浸润情况（**图 5d**），未发现 H.pylori。

药物性溃疡以及胃酸分泌抑制剂导致的黏膜变化

近年来，因 H.pylori 感染率的下降，H.pylori 相关溃疡也正在减少，相反，特别是起源于 NSAIDs 为代表的药物性溃疡正在增加[11]。其原因考虑是随着日本老龄化程度的加深，服用专门为腰痛等骨科领域疾病准备的镇痛药——NSAIDs，以及为预防脑血管障碍及缺血性心脏病复发的低用量阿司匹林（low-dose aspirin，LDA）的患者越来越多的关系。

NSAIDs 具有抑制前列腺素（prostaglandin，PG）合成限速酶的环氧合酶（cyclooxygenase，COX）COX-1、COX-2 和抗炎症作用。正常胃黏膜中已发现存在 COX-1，而经由 COX-1 产生的 PGE2 又对胃黏膜防御息息相关[12]。因此，服用 NSAIDs 会阻碍胃黏膜 PG 生物合成，限制胃黏膜的防御能力。另外，胃黏膜内通常不会发现 COX-2，但是随着黏膜受损的同时也诱导发现 COX-2，并与黏膜修复反应起到直接关联作用[13]。为此，并非是仅靠限制 COX-1 而造成胃黏膜受损，而是 NSAIDs 同时对 COX-1 和 COX-2 两方起到抑制作用才导致的胃黏膜受损[14]。

NSAIDs 造成的胃溃疡一般有集中多发于胃窦部的趋势[15]。组织结构呈现多样化非特异性炎症状态。

光凭组织学角度很难做出诊断。从 NSAIDs 引起的肠炎角度来看，有以下几个重要判断依据：①隐窝细胞增殖带上皮细胞的死亡；②黏膜内嗜酸性中性粒细胞浸润；③上皮内 T 淋巴球增加[16]。

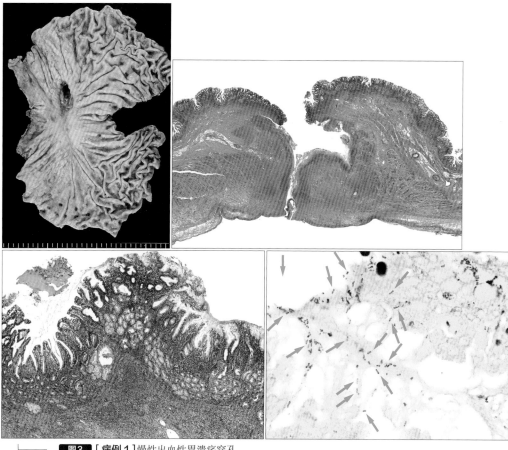

图3 ［**病例1**］慢性出血性胃溃疡穿孔

a 肉眼观察，胃体下方前壁有穿孔性溃疡。

b UL-Ⅳ 程度较深的溃疡，发现穿孔。

c 背景黏膜整体呈现慢性活跃性炎症，有明显淋巴滤泡形成和肠上皮化生。

d Warthin-Starry 染色图像，腺窝处发现较多 *H.pylori* 菌体（箭头）。

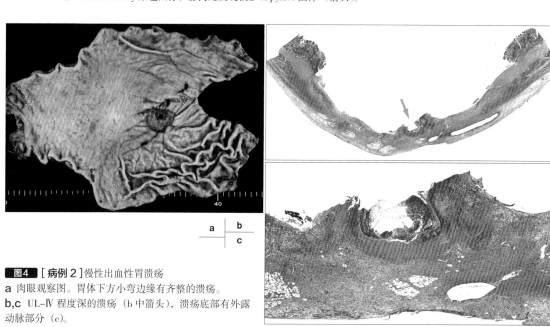

图4 ［**病例2**］慢性出血性胃溃疡

a 肉眼观察图。胃体下方小弯边缘有齐整的溃疡。

b,c UL-Ⅳ 程度深的溃疡（b 中箭头），溃疡底部有外露动脉部分（c）。

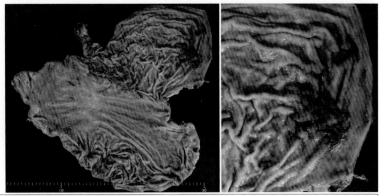

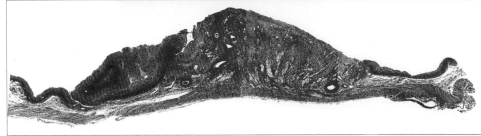

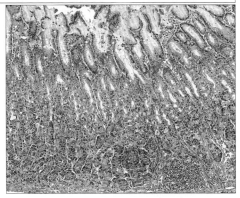

图5 [病例3] *H.pylori* 除菌后慢性出血性胃溃疡
a,b 肉眼观察图。胃体上方前壁发现不规则开放性溃疡。
c 肌层 UL-Ⅱ溃疡，溃疡底发现血管破裂。
d 背景黏膜处未发生胃底腺萎缩，有轻度的慢性炎症细胞浸润。也未发现中性粒细胞浸润及肠上皮化生。免疫染色下 *H.pylori* 呈阴性。

对胃组织的诊断上也可参考这些依据，可很好地区分拥有其他特异性标志的疾病，同时还有利于确认是否存在凋亡小体。出现凋亡小体的情况，曾经在受到其他药物影响的情况下也会发生，因此，需要结合临床信息进行综合判断才能做出准确的诊断（**图6**）。

PPI 对胃酸分泌功能最终阶段的 H⁺、K⁺-APTase 具有不可逆转的阻碍效果，因此对于胃泌素受体、毒蕈碱型受体的酸分泌刺激也有成效，其胃酸分泌抑制作用非常强。

在国外，PPI 导致的胃黏膜变化早已在 1990 年被认知[17-19]，并作为 parietal cell hyperplasia[17] 及 PCP（parietal cell protrusion）[19] 被报道。PCP 在

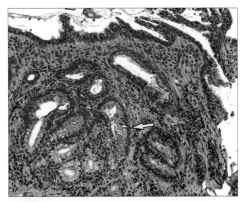

图6 疑似 NSAIDs 造成糜烂的活检组织图像
存在中性粒细胞、嗜酸性粒细胞的浸润的慢性炎症细胞浸润与凋亡小体（箭头）。未发现 *H.pylori*。凋亡小体为偶发性存在，炎症无法断定是因 NSAIDs 引起的。

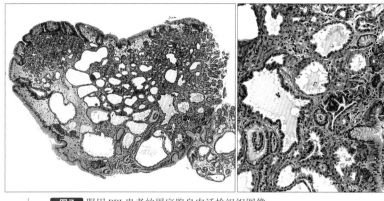

a | b

图7 服用 PPI 患者的胃底腺息肉活检组织图像

a 胃底腺整体嗜酸性较强，呈囊状扩张。

b 壁细胞肿大膨胀，内腔侧呈锯齿状。有 PCP。

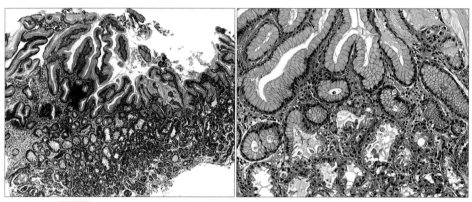

a | b

图8 服用 PPI 患者中见到的白色扁平小隆起的活检组织图像

a 存在腺窝上皮增生。

b 胃底腺呈现 PCP 状态。

组织学上特征为壁细胞肿大膨胀，内腔侧会变成锯齿状（**图7，图8**）。之后，据多方报道称发生胃底腺息肉及增生性息肉[20]，白色扁平隆起[21]等。胃底腺息肉在 *H.pylori* 阴性病例中较为常见，而使用 PPI 导致的胃底腺息肉增大，其特征一般在长期服用者中容易增多，和在 *H.pylori* 阴性病例中为主[20, 22]。从组织学上通常可发现由壁细胞形成的胃底腺的囊状扩张现象（**图7**），有时会出现凋亡小体。作者所在医院为与普通胃底腺息肉区分，一般采用胃底腺息肉与增生上皮（fundic gland polyp with somewhat hyperplastic epithelium）或者胃底腺息肉与新生上皮（fundic gland polyp with somewhat young epithelium），以及与黏膜上皮变化一起比较，疑似 PPI 造成的变化较强时，会特别注明。

另外，PPI 长期服用者的胃体中央部位，会散发性发生白色扁平小隆起，被称为多发性白色扁平隆起[21]（春马·川口病变）。PPI 内服人士较为常见，组织学判断上，会发现腺窝上皮的增生现象（**图8**）。

总结

采用 15 例的胃溃疡切除自检病例，对这些病例的临床病理学特征和组织结构，以及 *H.pylori* 相关联的背景黏膜进行了总结。

并且，对与 *H.pylori* 齐名被称为现代胃溃疡两大因素之一的 NSAIDs 溃疡，以及近年来常见的 PPI 导致的胃黏膜变化进行了阐述。相比以往 30 年，围绕着胃溃疡产生的背景和治疗方法已经发生重大的变化。目前所采取的是积极的 *H.pylori* 除菌，全新的钾离子竞争性酸阻滞剂（potassium competitive acid blocker，P–CAB）以其强大的胃酸分泌控制功能而逐渐开始临床应用。有望大幅度降低胃溃疡发病率的同时，包括 PPI 的长期使用是否会带来全新的组织学方面的变化，未来还需要谨慎观察。

参考文献

[1] Warren JR, Marshall BJ. Unidentified curved bacilli on gastric epithelium in active chronic gastritis. Lancet 4:1273-1275, 1983

[2] Malaty HM, Tanaka E, Kumagai T, et al. Seroepidemiology of *Helicobacter pylori* and hepatitis A virus and the mode of transmission of infection: a 9-year cohort study in rural Japan. Clin Infect Dis 37:1067-1072, 2003

[3] Miyamoto M, Haruma K, Okamoto T, et al. Continuous proton pump inhibitor treatment decreases upper gastrointestinal bleeding and related death in rural area of in Japan. J Gastroenterol Hepatol 27:372-377, 2012

[4] Nakayama M, Iwakiri R, Hara M, et al. Low-dose aspirin is a prominent cause of bleeding ulcers in patients who underwent emergency endoscopy. J Gastroenterol 44:912-918, 2009

[5] 村上忠重. 切除胃からみた胃及び十二指腸潰瘍の治癒傾向について. 日消誌 58:1181-1186, 1961

[6] 岩下明德. 食道·胃. 赤木忠厚（監）. 松原修, 真鍋俊明, 吉野正（編）. カラーアトラス病理組織の見方と鑑別診断, 第5版. 医歯薬出版, pp 151-172, 2007

[7] Tytgat GN. The Sydney System: endoscopic division. Endoscopic appearances in gastritis/duodenitis. J Gastroenterol Hepatol 6:223-234, 1991

[8] Dixon MF, Genta RM, Yardley JH, et al. Classification and grading of gastritis. The updated Sydney system. International workshop on the histopathology of gastritis, Houston 1994. Am J Surg Pathol 20:1161-1181, 1996

[9] Jonkers D, Stobberingh E, de Bruine A, et al. Evaluation of immunohistochemistry for the detection of *Helicobacter pylori* in gastric mucosal biopsies. J Infect 35:149-154,1997

[10] Batts KP, Ketover S, Kakar S, et al. Appropriate use of special stains for identifying *Helicobacter pylori*: Recommendations from the Rodger C. Haggitt Gastrointestinal Pathology Society. Am J Surg Pathol 37: e12-22, 2013

[11] Sakamoto C, Sugano K, Ota S, et al. Case-control study on the association of upper gastrointestinal bleeding and nonsteroidal anti-inflammatory drugs in Japan. Eur J Clin Pharmacol 62:765-772, 2006

[12] Sakamoto C. Roles of COX-1 and COX-2 in gastrointestinal pathophysiology. J Gastroenterol 33:618-624, 1998

[13] Mizuno H, Sakamoto C, Matsuda K, et al. Induction of cyclooxygenase 2 in gastric mucosal lesions and its inhibition by the specific antagonist delays healing in mice. Gastroenterology 112:387-397, 1997

[14] Wallace JL, McKnight W, Reuter BK, et al. NSAID-induced gastric damage in rats: requirement for inhibition of both cyclooxygenase 1 and 2. Gastroenterology 119:706-714, 2000

[15] Wallace JL. Nonsteroidal anti-inflammatory drugs and gastroenteropathy: the second hundred years. Gastroenterology 112:1000-1016, 1997

[16] 八尾隆史, 松本主之, 飯田三雄, 他. 非ステロイド系抗炎症剤（NSAID）起因性腸炎の病理組織学的特徴と鑑別診断. 胃と腸 35:1159-1167, 2000

[17] Stolte M, Bethke B, Rühl G, et al. Omeprazole-induced pseudohypertrophy of gastric parietal cells. Z Gastroenterol 30:134-138, 1992

[18] Driman DK, Wright C, Tougas G, et al. Omeprazole produces parietal cell hypertrophy and hyperplasia in humans. Dig Dis Sci 41:2039-2047, 1996

[19] Krishnamurthy S, Dayal Y. Parietal cell protrusions in gastric ulcer disease. Hum Pathol 28:1126-1130, 1997

[20] Hongo M, Fujimoto K. Gastric Polyps Study Group. Incidence and risk factor of fundic gland polyp and hyperplastic polyp in long-term proton pump inhibitor therapy: a prospective study in Japan. J Gastroenterol 45:618-624, 2010

[21] 春間賢, 塩谷昭子, 鎌田智也, 他. PPI長期投与の問題点—胃ポリープの発生. 消化器内科 56:190-193, 2013

[22] 菅原通子, 今井幸紀, 齋藤詠子, 他. プロトンポンプ阻害薬長期投与中に増大した胃底腺ポリープの検討. Gastroenterol Endosc 51:1686-1691, 2009

Summary

The Histological Features of Gastric Ulcers Resected Cases in the Past and New Causes of Ulcers

Atsuko Ota[1], Akinori Iwashita,
Hiroshi Tanabe, Kenta Chuman[1, 2],
Rino Yamaoka

We analyzed 15 cases of resected gastric ulcers in our hospital and obtained the following results: (1) The number of resected gastric ulcer cases has clearly decreased in the last 30 years ; (2) Gastric ulcers mainly occurred in older men, and patients with deep ulcers, graded as Ul-IV, accounted for 77.8% of all cases ; (3) According to the histological findings of the background gastric mucosa, it was suspected that most cases demonstrating chronic active gastritis were associated with *Helicobacter pylori* (*H. pylori*) infection, but only 40% of all the cases showed the presence of *H. pylori* ; and (4) On histological examination, two cases who received eradication therapies revealed no neutrophilic infiltration without atrophy and only a mild chronic inflammatory cell infiltration. The number of patients with drug-induced gastrointestinal ulcers, such as those induced by NSAIDs (nonsteroidal anti-inflammatory drugs), has been increasing in recent years. We described the histology of NSAID-induced ulcers and the histological changes in gastric mucosa due to proton pump inhibitor treatment.

[1] Department of Pathology, Fukuoka University Chikushi Hospital, Chikushino, Japan

[2] Department of Gastroenterology, Fukuoka University Chikushi Hospital, Chikushino, Japan

H.pylori 相关性胃溃疡

外山 雄三 [1]

长浜 隆司

宇贺治 良平

松村 祐志

山本 荣笃

浅原 新吾

横地 智贵 [2]

平岛 勇人 [3]

岩尾 年康 [4]

摘要●针对本次 *H.pylori* 相关胃溃疡 207 个病例进行临床病理学方面验证。结果男性占整体的 69.1%（143 例），无症状共 42.5%（88 例）。溃疡中单发性溃疡占整体的 75.8%（157 例），呈近圆形。易发部位为胃角部小弯与胃体上方后壁。背景黏膜显示，内镜观察萎缩临界线附近与萎缩区域处均发生溃疡。另随萎缩进展程度不同发生部位也不同，判断萎缩进展与溃疡发生部位存在密切相关性。临床实验上掌握萎缩临界线与充分理解大井老师等关注的溃疡发生理论研究尤为关键。另外，出血风险评估方面，建议采用评分值可做到有效评估，且可做出准确的治疗方案预判。

关键词 Helicobacter pylori　胃溃疡　单发性溃疡　多发性溃疡

[1] 千葉德洲会病院消化器内科　〒274-8503 船橋市高根台 2 丁目 11-1
　　E-mail : niraikanai0069@yahoo.co.jp
[2] 千葉德洲会病院臨床研究部
[3] 宇都宮記念病院消化器内科
[4] 会津中央病院消化器科

前言

　　胃溃疡，是在 1884 年首次被 Balz 连同亲自经手的日本胃溃疡患者一起报道，并介绍给日本内科学教科书组织的 [1]。之后，又经过了各种临床病理学方面以及形态学方面的研究，并在成功开发 H_2 受体、PPI（proton pump inhibitor）后带来的全新升级治疗方法，特别是 1983 年 Warren 等 [2] 与 Marshall 等 [3] 发现 *Helicobacter pylori*（*H.pylori*）后，对其成因理论与治疗方法 [4] 均带来了重大变革。Sugano 等 [5] 提出，胃溃疡虽然从 1996 年开始逐渐减少，但在 2008 年据报道有 44 万患者，依然是临床上发生率较高的疾病。

　　传统意义上来说，胃溃疡的产生原因一般是以本田 [6] 实施的犬胃壁循环障碍下圆形溃疡生成、冈林 [7] 的过敏论，以及大井 [8] 的双重限制论等为主要特征的。而在已发现 *H.pylori* 的今天，胃溃疡的成因以 *H.pylori* 为主，包括非甾体类抗炎药物（nonsteroidal anti-inflammatory drugs，NSAIDs）、低剂量阿司匹林（low-dose aspirin，LDA）等因素，截止现阶段得出的结论为胃溃疡成因的 54% [9] 与 *H.pylori* 直接相关，也是最多的因素。而在发现 *H.pylori* 之前的胃溃疡相关论文，一概没有涉及 NSAIDs 及 LDA 等内服药的评价，更别说 *H.pylori* 感染了。本次将特别针对 *H.pylori* 相关的胃溃疡问题，从其临床病理学方面特征着手进行讨论与汇报。

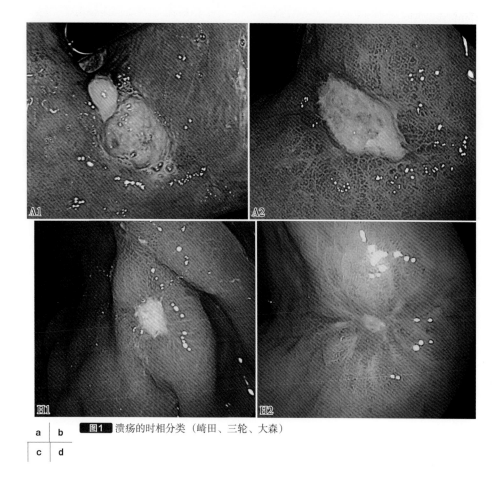

a | b
c | d

图1 溃疡的时相分类（崎田、三轮、大森）

对象

本研究选取 2012 年 4 月—2016 年 10 月，通过千叶德洲会病院、宇都宫纪念病院、会津中央病院 3 家医院的上消化道内镜检查中发现的溃疡时相分类（崎田、三轮、大森，**图1**），被诊断为活跃期（active stage；A1~2）~治愈过程期（healing stage；H1~2）的 502 个病例为对象。H.pylori 关联胃溃疡的定义，以未服用 NSAIDs 以及抗血栓药服用者的消化器官内镜诊疗手册[10]中记载的抗血栓类药物；含 H.pylori 抗体 10U/mL 以上（血液）；或含 H.pylori 抗体 3~10U/mL（血液）且粪便中 H.pylori 抗原测量阳性；或 H.pylori 抗体（尿中）测量阳性或尿素呼气测试呈阳性的溃疡。共统计到满足上述条件的 H.pylori 关联胃溃疡病例共 207 例。另外，多发性溃疡的定义，以内镜检查中发现 2 个以上处于活跃期~治愈过程期的溃疡为准。

本研究已得到各医院伦理审查委员会的批准。

方法

根据对象患者的年龄、性别、基础疾病、既往史、主诉、溃疡产生部位、木村·竹本分类的内镜萎缩不同形态下萎缩型胃炎的背景黏膜不同程度进行研究，并针对多发性溃疡、出血风险评估、内镜治疗进行论证。

结果

1. 年龄、性别

整体平均年龄为 60.4 岁，男女比例为 143∶64，男性占 69.1%。对于 H.pylori 关联性溃疡（未使用 NSAIDs 且未使用 LDA）的年龄与性别特征，据 Kim 等[11]报道，平均年龄与性别分别为 63.3 ± 12.8 岁，男性占 78.4%。而据 Kanno 等[9]报道，平均年龄为 58.9 ± 14.8 岁，男性占 80.0%。

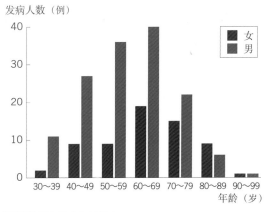

发病人数（例）

图2 男女发病年龄分布

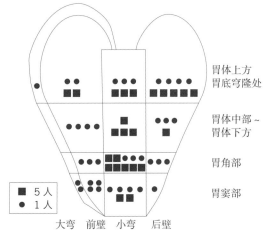

胃体上方
胃底穹隆处

胃体中部～
胃体下方

胃角部

胃窦部

■ 5人　● 1人

大弯　前壁　小弯　后壁

图3 单发性溃疡分布（*n*=157）

不同性别与不同年龄段的人数见**图2**。

2. 基础疾病、临床症状

基础疾病中"无症状"158 例（76.3%），"高血压"32 例（15.5%）。临床症状中，"无症状"88 例（42.5%）；有症状 119 例（57.5%）。有症状中，"腹痛"51 例（24.6%）、"黑便"44 例（21.3%）、"吐血"40 例（19.3%）、"晕厥"11 例（5.3%）。

3. 单发性溃疡

1）萎缩型胃炎比例与年龄、单发性溃疡的形态与发生部位

木村·竹本分类的内镜观察萎缩种类分别为，萎缩型胃炎［closed type 80 例（C-1 5 例、C-2 40 例、C-3 35 例），open type127 例（O-1 45 例、O-2 72 例、O-3 10 例）］。单发性溃疡中，按照木村·竹本分类的内镜观察萎缩形态分为 3 种，平均年龄为 C-1/C-2 52.4 岁、C-3/O-1 59.1 岁、O-2/O-3 62.8 岁，年龄随萎缩进展呈增高趋势。溃疡的个数为单发性 157 例、多发性 50 例。溃疡的形态呈圆形和椭圆形，单发性溃疡中未发现线状溃疡。

接下来是单发性溃疡的分类，按照分布图（展开图像上以 16 个区分）测绘后的形态如**图3**所示。发生部位分别为胃角部小弯处 38 例（24.2%）、然后是胃体上方、胃低穹隆部后壁 29

例（18.5%），2 处发生数量总共为 67 例（42.7%）。

2）萎缩性胃炎与溃疡部位的相关性

萎缩性胃炎的程度与单发性溃疡的部位分别在胃分布图上测绘后如**图4**所示。C-1 在胃体下方至胃窦部的小弯侧区域可见，C-2~O-2 主要在胃体上方至胃角部区域内可见。O-3 在胃体上方较明显可见。据报道称，完全包围在胃底腺区域的溃疡为 3%~8%[12-14]，本研究中所涉及的任何溃疡其背景黏膜均属于萎缩区域。

3）高位溃疡（胃体上方后壁）

在胃体上方后壁（29 例）的研究中，平均年龄为 61.5 岁。临床症状分别为"无症状"5 例（17.2%）、有症状 24 例（82.8%）。有症状中，"吐血"10 例（34.5%）、黑便 10 例（34.5%）、腹痛 5 例（17.2%），吐血和黑便的发生率要高于腹痛。胃体上方后壁的溃疡情况与以往报告的内容一致[15]，呈出血加剧、痛疼减少的趋势。单发性溃疡整体来看，101 例（64.3%）属于活跃期（active stage），而胃体上方后壁的溃疡有 22 例（75.9%）属于活跃期。因此，如果出血症状要比腹痛更明显，可判断为容易发生活跃期溃疡的高位溃疡的典型特征（**图5**）。

4）溃疡的时相区别

与萎缩性胃炎（C-2 与 O-2）的胃角部小弯

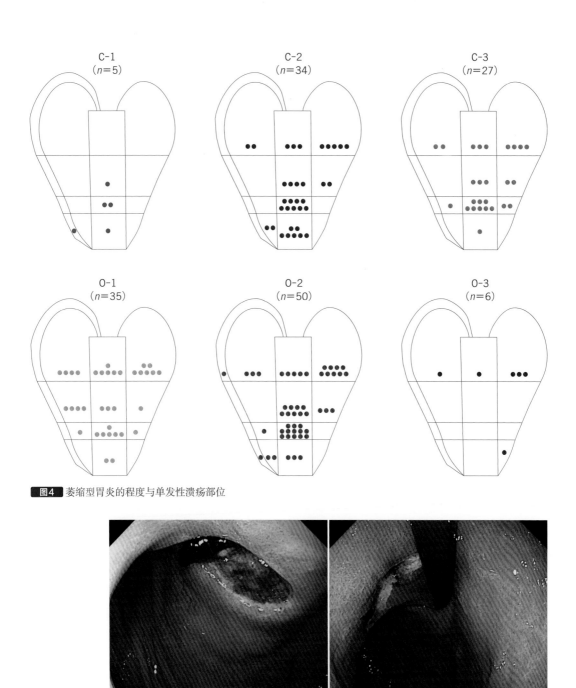

图4 萎缩型胃炎的程度与单发性溃疡部位

a | b **图5** 萎缩型胃炎（open type）、胃体上方后壁的溃疡

侧相比较来看，C-2 为活跃期 66.7%（6/9）、O-2 为活跃期 46.2%（6/13），萎缩程度越高活跃期程度减少，治愈过程期增加。由此，判断萎缩临界线附近的溃疡相对来说处于活跃期的溃疡较多。

4. 多发性溃疡

1）病变数量

正如竹内[16] 报告中提到的一样，多发性溃疡的发生率通过手术病例与解剖病例观察，发现占胃 /

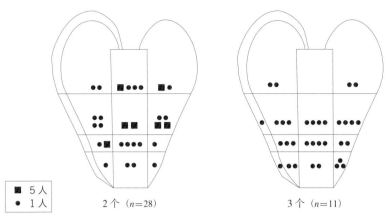

■ 5 人
● 1 人

2 个（*n*=28） 3 个（*n*=11）

图6 多发性溃疡的分布（左：溃疡 2 个，右：溃疡 3 个）

十二指肠溃疡整体的将近 30% 的情况较多，本次研究中，也发现是占整体的 24.2%(207 例中 50 例)。其中多发性溃疡（2 个病变）的病例占 56.0%（50 例中 28 例）、多发性溃疡（3 个病变）的病例占 22.0%（50 例中 11 例）、多发性溃疡（4 个病变以上）的病例占 22.0%（50 例中 11 例）。从多发性溃疡（2 个或 3 个病变）的产生部位（**图6**）来看，2 个病变的为胃体中部～胃体下方后壁 42.9%（12 个病变），然后是胃体中部～胃体下方小弯侧 35.7%（10 个病变）；3 个病变为胃体上方～胃窦部发生。

2）部位、对称性溃疡

从单发性溃疡与多发性溃疡的部位来看，胃窦部 / 幽门部区域的溃疡中单发性的有 13.4%(21 例)、多发性（2 个病变）的有 14.3%、多发性（3 个病变）的有 24.2%，呈逐渐增多趋势。虽然差异不大，但随着溃疡数量的增多，胃体下方～胃窦侧的比例也会略有上升。也有报告称，多发性比单发性溃疡的平均年龄更高，并随溃疡数量增加，易集中于胃窦部～幽门环处[16]。另外，多发性溃疡中的对称性溃疡（kissing ulcer）比例，在多发性溃疡 2 个病变中为 28.6%（28 例中 8 例），在多发性溃疡 3 个病变中为 18.2%（11 例中 2 例）。本研究的数据相比佐野[17]报告的 2 个病变占 8.6%，3 个病变占 4.5% 来说相对较多（图7）。

3）多发性溃疡的时相

在多发性溃疡中，溃疡的时相分类上属于活跃期与治愈过程期混在一起的病例，2 个病变

的有 25%（28 例中 7 例），3 个病变的有 27.3%（11 例中 3 例）。

当距离萎缩临界线一定距离的部位发生溃疡时，距离萎缩临界线越远的溃疡越容易进入治愈期。在多发性溃疡研究中，饭田等[18]也提出过相关报告，萎缩区域内的溃疡，相比发生于临界线附近的溃疡来说程度更轻，并且治愈倾向更明显。本研究结果也同样，无论是多发性还是单发性，萎缩临界线附近的溃疡的活跃期倾向更明显。

5. 出血风险评估、内镜治疗

消化道出血指标采用 BUN/Cr 比，以及采用将 shock index（心率 ÷ 收缩压）与上消化管道出血患者的风险分层化的评分指标 Glasgow-Blatchford score（**表 1**）[19]、Rockall score（**表 2**）[20] 的平均值，实施了分为内镜治疗适应群体与非适应群体的非参数性检测。其结果为，BUN/Cr 比（*n*=158）、shock index（*n*=119）、Glasgow Blatchford score（*n*=108）、Rockall score（*n*=119）均存在明显差距（**表3**）。溃疡整体按内镜治疗的适应（Forrest 分类Ⅱa 以上）与非适应（Forrest 分类Ⅱb 以下）区分，适应有 82 例，非适应有 125 例，实施输血的有 51 例。按溃疡的时相分类看，A1 有 61 例（38.9%）、A2 有 40 例（25.5%）、H1 有 26 例（16.6%）、H2 有 30 例（19.1%）。需要实施内镜止血术治疗的有 73 例（46.5%）。实施措施有单独夹片法 43 例、单独凝固法（高频凝固）14 例、夹片法 +HSE 法 12 例、夹片法 + 凝固法 2 例、HSE 单独 2 例。

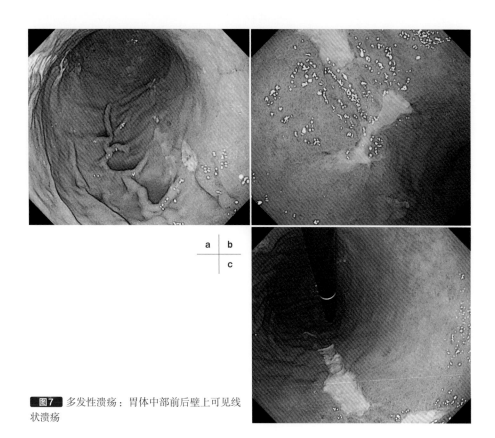

	a	b
		c

图7 多发性溃疡：胃体中部前后壁上可见线状溃疡

表1 Glasgow−Blatchford score

项 目	内 容	分数
BUN（mg/dl）	≥ 18.2，< 22.4	2
	≥ 22.4，< 28.0	3
	≥ 28.0，< 70.0	4
	≥ 70.0	6
男性 Hb（g/dl）	≥ 12　< 13	1
	≥ 10　< 12	3
	> 10	6
女性 Hb（g/dl）	≥ 10　< 12	1
	> 10	6
收缩压 (mmHg)*	100~109	1
	90~99	2
	< 90	3
其他	脉搏≥ 100 次 /min	1
	黑色便	1
	晕厥发作	2
	肝脏疾病	2
	心力衰竭	2

*：1mmHg＝133.322Pa

表2 Rockall score

项 目	内 容	分数
年龄（岁）	< 60	0
	60~79	1
	≥ 80	2
脉搏 (min)	≤ 100	0
	> 100	1
收缩压 (mmHg)*	≤ 100	0
	> 100	2
内镜结果	无病变	0
	Mallory−Weiss 综合征	0
	黑便	1
	癌症	2
内镜出血症状	干净的溃疡底部	0
	平坦的着色点	0
	活动性出血	2
	血管外露、凝血块	2

表3 各项指标平均值与检测

	内镜治疗		P值
	适应	非适应	
BUN/Cr 比（$n=158$）	45.0	22.2	有显著差异 < 0.001
shock index（$n=119$）	0.9	0.6	有显著差异 < 0.001
Glasgow-Blatchford score（$n=108$）	8.3	5.3	有显著差异 $=0.001$
Rockall score（$n=119$）	4.0	1.1	有显著差异 < 0.001

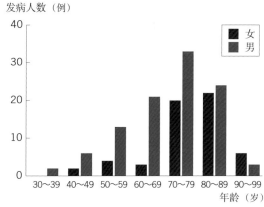

图8 抗血栓药物服用群体的年龄段

观察

H.pylori 于 1983 年被 Warren 等[2] 发现，经过了各种研究，1994 年被 WHO 下属机构的国际癌症研究机构（International Agency for Research on Cancer, IARC）认定为 Group1 后，作为胃癌发生因素之一得到广泛共识。H.pylori 也是胃炎加剧、溃疡产生的主要原因，对胃炎、胃溃疡的产生因素和治疗手段都带来了重大的变革。在 H.pylori 被发现之前，也曾经出现过各种各样关于胃溃疡的成因分析报告，以及形态学方面的诸多报告内容。《胃与肠》曾将其汇总后作为"难治性胃溃疡"特辑，最近对于胃溃疡的论文已经越来越少见。

本研究中，随年龄增高发病数也随之上升，这与 H.pylori 感染的发病以及萎缩型胃炎的加深基本呈正比关系。按照 Kim 等[11] 的报告来看，平均年龄与性别分别为 63.3 ± 12.8 岁，男性占 78.4%。按 Kanno 等[9] 的报告平均年龄为 58.9 ± 14.8 岁，男性占 80.0%，基本与本文作者报告的结果一致。70~90 岁年龄段的发病人数下降。究其原因应该是，不包括在统计对象之内的 NSAIDs 及 LDA 服用者随年龄增加而增多，相对性的 H.pylori 关联性胃溃疡减少造成的。抗血栓药物服用群体的不同年龄段表格见**图8**。

1910 年汤川玄洋的论文——《日本的胃溃疡》中写到胃溃疡的诊断标准，可根据食物摄取与疼痛发作的相关性，以及呕吐、吐血或潜在性血液证明、上腹部局部压痛等依据判断，基本和目前所采取的方法差不多。但是，实际上"无症状"有 88 例（42.5%）这一点从临床学角度来说很重要。而且，这次门诊群体（67 人）有症状者为 63 人（94.0%），问诊群体（71 人）中的有症状者为 25 人（35.2%）。问诊群中 2/3 是无症状的，近年来，随着细径内镜的画质改良和接受程度的提高[21]，有必要积极采取上半身内镜的筛查介入。

溃疡的形态一般在单发性中较多为近圆形、多发性中较多为近圆形和部分线状溃疡。在研究胃溃疡发生部位时发现，即使是发生于萎缩区域内，在胃体上方区域中实际上容易在内镜萎缩临界线的附近或者幽门部位区域内发生。临界线附近容易产生的原因，应该是最容易受到胃蛋白酶原的影响。除此以外，根据大井[8] 所关注的胃壁解剖学特征来看，集中力学负载的胃体上方前后壁、胃角部更容易产生溃疡。

伴随 H.pylori 持续感染的慢性活跃性胃炎虽然并不会随着年龄的增加保持稳定的变化趋势，但是萎缩临界线会从幽门部位开始，随时间增加逐渐朝着胃体部扩大[22, 23]。

综合这些因素来看，应该能很大程度上预测到溃疡的发生场所。另外，无论是单发性溃疡还是多发性溃疡，腺边界附近相比萎缩区域来说，具备较高的溃疡活跃性。H.pylori 关联性溃痠下的出血风险评估指标，无论哪项指标都具备一定的参考价值，今后需要结合紧急内镜的适应性一起考察，可在试验临床阶段得到广泛运用。

总结

　　本文针对 *H.pylori* 关联性胃溃疡的临床病理学特征进行了归纳。虽然在形态学方面未得出显著成效的结果，但其产生原因与萎缩的程度有密切相关性。在试验临床方面，对萎缩临界线的掌握以及充分理解大井等[8]所关注的溃疡产生论内容尤为重要。另外，关于出血风险评估方面，可采用评分制，对风险评估以及治疗的适应性判断能起到积极作用。

参考文献

[1] 増田正典. 吉利和(編). 胃・十二指腸潰瘍のすべて. 内科シリーズ No.2. 南江堂, pp 1-14, 1971
[2] Warren JR, Marshall BJ. Unidentified curved bacilli on gastric epithelium in active chronic gastritis. Lancet　1:1273-1275, 1983
[3] Marshall BJ, Warren JR. Unidentified curved bacilli in the stomachs of patients with gastritis and peptic ulceration. Lancet 1:1311-1315, 1984
[4] 日本消化器病学会. 消化性潰瘍診療ガイドライン 2015, 改訂第 2 版. 南江堂, 2015
[5] Sugano K, Osawa H, Satoh K. Clinical Management of *Helicobacter pylori*-The Japanese Perspective. Dig Dis　32:281-289, 2014
[6] 本田郁也. 急性及び慢性円形胃潰瘍発生に関する胃血管変化の意義. 京都医学誌　21:1280-1383, 1924
[7] 岡林篤. 胃潰瘍, その形態その発生—慢性円形潰瘍の病理形態学的ならびに実験病理学的研究. 永井書店, 1954
[8] 大井実. 胃・十二指腸潰瘍の発生論. 外科治療　19:156-167, 1968
[9] Kanno T, Iijima K, Abe Y. A multicenter prospective study on the prevalence of *Helicobacter pylori*-negative and non steroidal anti-inflammatory drugs- negative idiopathic peptic ulcers in Japan. J Gastroenterol Hepatol　30:842-848, 2015
[10] 藤本一眞, 藤城光弘, 加藤元嗣, 他. 抗血栓薬服用者に対する消化器内視鏡診療ガイドライン. Gastroenterol Endosc 54:2073-2102, 2012
[11] Kim Y, Yokoyama S, Watari J, et al. Endoscopic and clinical features of gastric ulcers in Japanese patients with or without *Helicobacter pylori* infection who were using NSAIDs or low-dose aspirin. J Gastroenterol　47:904-911, 2012
[12] 山際裕史. 胃体部腺領域の病変—部位別にみた病変. 胃と腸 5:1551-1557, 1970
[13] 竜田正晴, 奥田茂. 胃底腺領域にみられる潰瘍に関する検討. Gastroenterol Endosc　18:301-305, 1976
[14] Marks IN, Shay H. Observations on the pathogenesis of gastric ulcer. Lancet　273:1107-1111, 1959
[15] 相沢豊三, 三辺謙, 男全正三, 他. 胃潰瘍の発生病理. 老人性潰瘍の病因についての2-3の考察. 消化器病変の臨床　5: 67-74, 1963
[16] 竹内正. 多発性胃十二指腸潰瘍の形態病理学的研究. 日病理会誌 46:855-872, 1957
[17] 佐野重造. 胃の多発性潰瘍の病理. 胃と腸　2:1175-1180, 1967
[18] 飯田太, 菅谷晴彦. 多発性胃潰瘍の臨床病理学的検討. 胃と腸 8:937-941, 1973
[19] Blatchford O, Murray WR, Blatchford M. A risk score to predict need for treatment for upper gastrointestinal hemorrhage. Lancet 356:1318-1321, 2000
[20] Rockall TA, Logan RF, Devlin HB, et al. Risk assessment after acute upper gastrointestinal hemorrhage. Gut　38:316-321, 1996
[21] 榊信廣, 加藤裕昭, 荒川丈夫, 他. 腺領域の内視鏡診断と *Helicobacter pylori*. 胃と腸　32:1571-1580, 1997
[22] 佐藤貴一, 木平健, 木村健. *Helicobacter pylori* 胃炎の内視鏡像萎縮の進展と *Helicobacter pylori*. 胃と腸　33:1131-1136, 1998
[23] 外山雄三, 長浜隆司, 宇賀治良平. 細径内視鏡による胃癌スクリーニングの現状と課題. 臨消内科　31:165-170, 2016

Summary

Clinicopathological Study of Gastric Ulcer Caused by *Helicobacter pylori*

Yuzo Toyama[1], Ryuji Nagahama, Ryohei Ugaji, Yuji Matsumura, Terushige Yamamoto, Shingo Asahara, Tomoki Yokochi[2], Hayato Hirashima[3], Toshiyasu Iwao[4]

In the present study, 207 patients with gastric ulcer associated with *Helicobacter pylori* were clinicopathologically examined (male：female ratio, 69：31; males, 143; and females, 64); 88 patients (42.5%) had no symptoms. Single ulcers, which were nearly circular lesions, were present in 75.8% (157 patients) cases. The frequent ulcer sites were the incisura angularis on the lesser curvature and the upper posterior gastric wall. Notably, the gastric ulcers in all patients were found around the atrophic border or within the atrophic territory, which were recognized endoscopically. Therefore, clinical attention should be paid to the progress of the atrophy, which was closely associated with the ulcer sites, as originally suggested by Oi et al. In the present report, we also demonstrated that examining the risk of bleeding using the scoring system resulted in an appropriate risk management and a preferable treatment.

[1] Department of Gastroenterology, Chiba Tokushukai Hospital, Funabashi, Japan
[2] Department of Clinical Research, Chiba Tokushukai Hospital, Funabashi, Japan
[3] Department of Gastroenterology, Utsunomiya Memorial Hospital, Utsunomiya, Japan
[4] Department of Gastroenterology, Aizu Chuo Hospital, Aizuwakamatsu, Japan

H. pylori 除菌后的胃溃疡

小野 尚子[1]
加藤 元嗣[2]
松田 可奈[3]
安孙子 怜史
津田 桃子
宮本 秀一
水岛 健
山本 桂子[1]
工藤 俊彦[3]
清水 勇一[1]
坂本 直哉[3]

摘要● Helicobacter pylori（H.pylori）除菌虽然已经明确有显著的防止消化性溃疡复发的作用，但成功除菌后仍会有少量溃疡发生或复发。其原因可分为 H.pylori 阳性复发导致的 H.pylori 溃疡与不是由 H.pylori 引起的非 H.pylori 溃疡两种。后者大部分是因药物性原因造成的，特别是含阿司匹林的非甾体类抗炎药物（NSAIDs）导致的溃疡占多数。当然，极少情况下也会存在无特定原因的偶发性溃疡，此类的复发性很高。对于防止溃疡复发的措施，一般是在服用酸分泌抑制剂的基础上，复检 H.pylori，确认服用药物等调查溃疡诱因的过程很重要。

关键词　Helicobacter pylori　**胃溃疡**　**除菌治疗**　**复发**　**NSAIDs**

[1]北海道大学病院光学医疗诊疗部　〒060-8648 札幌市北区北14条西5丁目
　　E-mail：onosho@med.hokudai.ac.jp
[2]国立病院機構函館病院消化器科
[3]北海道大学大学院医学研究科内科学講座消化器内科学分野

前言

　　胃 / 十二指肠溃疡曾经是一种易复发的难治性疾病，但当 Helicobacter pylori（H.pylori）被发现后，已经明确与溃疡产生有密切相关性[1]。2000 年 11 月 H.pylori 除菌治疗正式被纳入胃 / 十二指肠溃疡的保险范围内，之后消化性溃疡的复发病例得到大幅度的减少，溃疡也不再是难治之病。但是，如今就算 H.pylori 感染率再低，除菌治疗也已经普及的情况下，仍然会少量发生 H.pylori 以外原因引起的溃疡，其大部分都是因非甾体类抗炎药物（nonsteroidal anti-inflammatory drugs，NSAIDs）引起的药物性溃疡，这早已是众所周知的事实[2]。另外，也存在极少量既非 H.pylori 原因，又非 NSAIDs 引起的溃疡。本文将围绕 H.pylori 除菌带来的预防复发效果，以及除菌后发生溃疡的原因及对策进行介绍。

H.pylori 除菌带来的抑制溃疡复发效果

　　对比 H.pylori 除菌群体与不除菌群体的胃溃疡复发率后可发现，除菌群体在 6 个月后复发率约为 7.9%，1 年后复发率约为 11.4%，相对来说不除菌群体在 6 个月以及 1 年后均达到 64.5% 的高复发率[3]。十二指肠溃疡的情况也同样，除菌群体在 6 个月后的复发率为 4.1%，1 年后为 6.8%，非除菌群体 6 个月后复发率为 70.6%，1 年后为 85.3%。另外，在 Tomita 等[4] 的报告中也曾提到，成功除菌患者在 5 年的观察过程中发现胃溃疡复发率为 3.9%，相对十二指肠溃疡却一律未发现复发情况。但是，除菌失败病例中的胃溃疡复发率为 90%，十二指肠溃疡复发率为 100%，虽然不同汇报人的复发率之间存在部分个体差异，但非除菌以及除菌失败病例中的消化性溃疡复发率极高。

这是因为在除菌完毕后，胃酸分泌功能恢复，导致胃及十二指肠中经常性出现糜烂性病变，这些也有可能是复发的重要原因之一。无论如何，*H.pylori* 除菌的成功与否显然已经是掌握胃 / 十二指肠溃疡复发的一项关键要素[5]。

H.pylori 除菌后的溃疡复发

根据日本的多家医疗机构共同研究显示，在确认除菌成功后的 4 年过程观察中，发现有 3.02%（149/4940）的溃疡复发情况。胃溃疡的年度溃疡复发率为 2.3%，十二指肠溃疡的年度复发率为 1.6%，胃 + 十二指肠溃疡的年度复发率为 1.6%，除去 NSAIDs 服用者以外，复发率更低，分别是 1.5%、1.9%、1.3%[6]。根据镰田等[2]的研究发现，除菌成功后的 3 年以上过程观察中，十二指肠溃疡为 1.2%(1/85)，胃溃疡为 8.4%(7/83)，复发病例的 8 个中有 7 个服用了 NSAIDs。胃溃疡患者仍然是胃部复发，十二指肠溃疡也仍然在十二指肠复发，特别是胃溃疡复发中，除 NSAIDs 以外，抽烟和饮酒行为也有可能是重大风险因素。

在欧美的先进研究中也同样，出血性溃疡在除菌后的复发率累计为 0.5%，年度复发率为 0.15%，而排除 *H.pylori* 再感染与 NSAIDs 服用因素之后，除菌后的溃疡复发率接近于 0[7]。

虽然临床发生率不高，但是 *H.pylori* 除菌后仍会有溃疡复发，究其原因分别有 *H.pylori* 的阳性复发导致的 *H.pylori* 溃疡与不因 *H.pylori* 引起的非 *H.pylori* 溃疡两种。

H.pylori 阳性复发导致的溃疡

H.pylori 阳性复发又分为除菌后残留于胃中的 *H.pylori* 逐渐繁殖导致的潜伏复发（除菌判定时出现伪阴性）与除菌成功后又感染新病菌的再感染的两种情况。Adachi 等[8]的报道中提出，*H.pylori* 除菌成功后的阳性复发率为 1 年 1.2%，2 年 1.5%。Take 等[9]通过尿素呼气测试等多个检查，针对已确认除菌成功的 1609 人平均花费 4.7 年进行观察后结果显示，阳性复发率为年率

0.34%，再感染率为年率 0.22%。另外，在第一年之后发生阳性复发的 13 人中，有 6 人发现溃疡复发情况。

根据 Yan 等[10]的综合分析发现，国际上除菌后患者在 1 年内的 *H.pylori* 阳性复发率为 (2.82 ± 1.16)%，认为阳性复发和地区、社会以及经济背景有密切关系。

阳性复发率中区分再感染还是潜伏复发并非一件易事。证明再感染需要对除菌前以及阳性复发时的 *H.pylori* 菌株进行遗传学上的仔细验证才能实现。目前，日本的成年人自然感染率已经很低，*H.pylori* 阳性人数也正在减少，所以对阳性复发中的潜伏复发的关注度更高。潜伏复发也就是判定时的伪阴性记录，建议除菌判定必须严格按照指导手册，在除菌后间隔 1 个月以上时间，采用尿素呼气测试或便中抗原等多个方法进行测试。特别是酸分泌抑制剂和抗菌药物等对 *H.pylori* 菌有缓和作用的药剂以及影响脲酶活性的药物，必须要保证 2 周以上禁用期[11]。

[**病例 1**]*H.pylori* 阳性复发下的胃溃疡病例（**图 1**）

患者为 40 岁年龄段女性，患有难治性胃溃疡，接受 *H.pylori* 除菌后，确认除菌成功（尿素呼气测试、镜检、脲酶活性检测、培养后确认阴性）。3 年后（**图 1a**）与 4 年后（**图 1b**）分别再做了 2 次内镜检查，发现有胃溃疡复发情况。胃泌素为正常值。因为是在除菌成功后第 4 年发现复发的，因此重新安排除菌（二次除菌），治好溃疡。到目前为止，未发生阳性复发，以及溃疡复发。

药物性溃疡

在非 *H.Pylori* 起因的溃疡中，发生率最高的就是药物性溃疡，也就是 NSAIDs 溃疡。包含阿司匹林的 NSAIDs 会直接对胃黏膜功能造成影响，同时还会间接对环氧合酶 COX-1、COX-2 带来阻碍影响，从而诱发胃黏膜障碍，延缓治愈过程。对日本的 NSAIDs 服用者进行内镜诊断的消化性溃疡发生率，不包含阿司匹林成分的 NSAIDs 为 10% 左右，包含少量阿司匹林的为 6.5%[12, 13]。

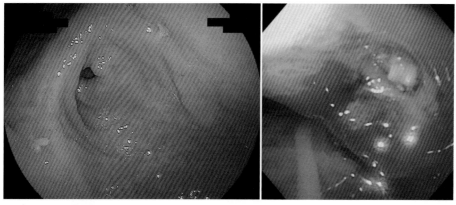

a | b

图1 [病例1] *H.pylori* 阳性复发后的胃溃疡病例

a 除菌成功后第 3 年，胃窦部前壁与后壁上发现溃疡复发。*H.pylori* 在多项检查下均显示为阴性。

b 除菌成功后第 4 年，胃体上方后壁中发现易出血性溃疡。镜检下确认有 *H.pylori* 的阳性复发，并进行二次除菌。

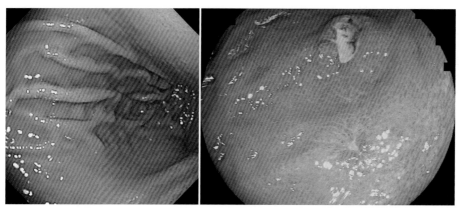

a | b

图2 [病例2] *H.pylori* 除菌后 NSAIDs 导致的胃溃疡病例

a 除菌前，针对 *H.pylori* 胃炎实施除菌操作。未发现有溃疡和溃疡瘢痕。

b 除菌成功后第 2 年，胃体中部大弯后壁中发现活跃期溃疡与治愈期溃疡。正在 NSAIDs 服用过程中。

排在药物性溃疡风险——NSAIDs 之后的还有骨质疏松症使用的二膦酸盐制剂。在前瞻性随机临床实验中，对阿仑膦酸钠制剂与利塞膦酸盐制剂导致的消化管障碍观测结果显示，连续 2 周内服后胃溃疡发生率分别为 13.2% 与 4.1% 的高值。其产生原理还未明确，但推测是造成直接影响的因素[14]。

除 NSAIDs 与二膦酸盐制剂以外，容易成为消化性溃疡诱因的制剂还包括氯吡格雷、选择性 5- 羟色胺再摄取抑制剂、部分抗癌药等。另外，糖皮质类固醇药物一致被认为是溃疡风险较高的

药物，但是目前还没有足够证据报道，能证明该药物单独使用可提高诱发溃疡发病率风险。反而是 NSAIDs 与二膦酸盐制剂与类固醇药物的混用更能提高溃疡的风险[15]。药物性溃疡的实际情况与对策可参考其他文章中已做出的详细解释。

[病例2] *H.pylori* 除菌后 NSAIDs 导致的胃溃疡病例（**图2**）

患者为 60 岁年龄段女性，在内镜筛查中发现慢性胃炎。*H.pylori* 呈阳性接受除菌治疗，二次除菌成功（**图2a**）。没有溃疡既往史，除菌 2 年后，因胃疼再次实施内镜检查，发现胃体中

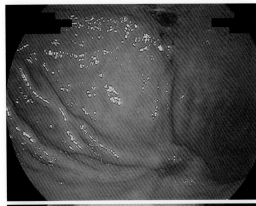

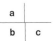

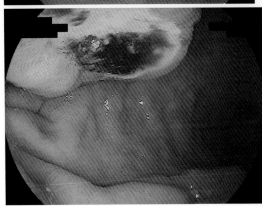
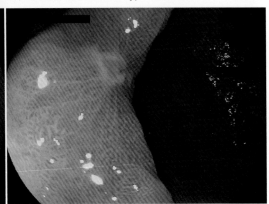

图3 ［**病例3**］*H.pylori* 除菌后二膦酸盐制剂导致的反复胃溃疡病例

a，b 除菌成功后第1年，服用二膦酸盐制剂过程中发生胃溃疡，胃体下方大弯与前壁上多发。

c 除菌成功后第8年，因老病恶化而大量服用二膦酸盐制剂，重新诱发胃溃疡，且 *H.pylori* 呈阴性。

部大弯后壁侧有活跃性溃疡，以及胃口侧也发现治愈期溃疡（**图2b**）。尿素呼气测试结果为0.4‰的阴性。因乳癌复发，为了镇痛在1个月之前开始服用 NSAIDs，但没有与酸分泌抑制药物一起服用。与质子泵抑制剂（proton pump inhibitor，PPI）共用，之后无复发。

［**病例3**］*H.pylori* 除菌后二膦酸盐制剂导致的胃溃疡反复病例（**图3**）

患者为40岁年龄段，进行佩吉特氏骨病诊断而内服阿仑膦酸钠制剂 5mg。内镜筛查中发现慢性胃炎，接受 *H.pylori* 除菌并成功除菌。无胃溃疡既往史。1年后因黑便重新接受内镜检查，发现胃体下方多发活跃性溃疡，追加 PPI 治疗后结痂（**图3a，b**）。之后每年检查内镜虽未发现复发，但除菌后第8年又出现黑便情况，在他院接受出血性胃溃疡的止血术。在本科室复查时发现溃疡缩小，处于治愈期（**图3c**）。此时，正值因佩吉特氏骨病加剧而连续8周服用利塞膦酸盐制剂 17.5mg。

非 *H.pylori*，非药物性溃疡

容易引起非 *H.pylori* 与非药物性溃疡的因素包括，Crohn 病、Zollinger-Ellison 综合征、病毒以及除 *H.pylori* 以外的 *Helicobacter* 属感染症状，除上述以外的溃疡属于特发性溃疡，原因包括高龄、全身性背景疾病、精神压力等。其发病率在日本为1%左右，但最新报告中特发性溃疡占12%，因此随着日本 *H.pylori* 感染率下降以及高龄化，未来有增加的趋势[16, 17]。具体表现形式估计与酸分泌功能的亢进、高胃泌素血症、胃排泄功能亢进等相关[18]。特别是日本的胃溃疡患者多为伴随萎缩性胃炎的低胃酸患者，除菌后为恢复酸分泌功能，酸分泌功能相比除菌前来说更加亢进。除菌后发生的特发性溃疡必须采用酸分泌抑制药物的维持疗法。

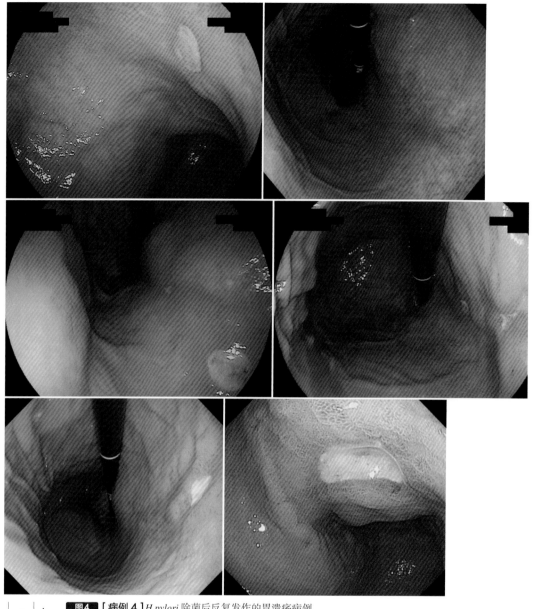

a	b
c	d
e	f

图4 ［病例4］*H.pylori* 除菌后反复发作的胃溃疡病例
a 胃体中部小弯发现初发溃疡。因 *H.pylori* 阳性，成功接受除菌治疗。
b 除菌后3个月，溃疡结痂化。
c 除菌成功后10个月，胃体中部小弯、胃体下方小弯处复发。
d 除菌成功后3年半，胃体中部小弯、胃体下方小弯处复发。
e 除菌成功后7年，胃体下方小弯前壁处复发。
f 除菌成功后9年，胃体下方小弯处复发、除菌成功后共反复发作4次。

［病例4］*H.pylori* 除菌后仍反复发作的胃溃疡病例（**图4**）

患者为70岁年龄段女性，从60多岁起初发胃溃疡并成功除菌（**图4a**）。

除菌成功后第7年出现胃疼，内镜检查后发现胃体下方小弯处活跃性溃疡，因 *H.pylori* 为阴性追加PPI疗法。溃疡治愈后（**图4b**）停用PPI后，又反复发作，共复发4次（**图4c~f**）。均为发生

表1 H.pylori 除菌后内镜检查查出的胃 / 十二指肠溃疡病例

病例	年龄（岁）	性别	除菌后经过时间	H. pylori	用药史	溃疡既往史	溃疡发生部位
1	74	M	10 年	阴性	NSAIDs	GU	胃前庭部
2	62	F	2 年	阴性	NSAIDs	—	胃体中部
3	65	F	6 年	阴性	NSAIDs	GU	胃体中部
4	77	M	16 年	阴性	NSAIDs	GU	十二指肠球部
5	67	F	1 年	阴性	NSAIDs	GU	胃体下部
6	80	F	10 年	阴性	NSAIDs	GU	胃前庭部
7	74	M	2 年	阴性	NSAIDs	GU	十二指肠球部
8	64	M	2 年	阴性	NSAIDs	—	胃前庭部
9	69	F	9 个月	阴性	NSAIDs	—	胃前庭部
10	77	M	2 年	阴性	NSAIDs	GU	胃角部
11	57	M	12 年	阴性	LDA	DU	十二指肠球部
12	68	F	15 年	阴性	二膦酸盐	GU	胃体中部
13	66	M	1 年	阴性	二膦酸盐	—	胃体下部
14	64	M	2 年	阴性	无	GU	胃体中部
15	59	F	1 年	阴性	无	GU	胃角部
16	74	F	7 年	阴性	无	GU	胃体下部
17	76	F	7 年	阴性	无	GU	胃体中部
18	53	F	4 年	阴性	无	GU	胃角部
19	44	F	3 年	阴性	无	GU	胃体中部，胃前庭部

NSAIDs：非甾体类抗炎药物，LDA：低剂量阿司匹林，GU：胃溃疡，DU：十二指肠溃疡

在胃体部的胃溃疡。无背景疾病，也无 NSAIDs 用药史，因此采用针对特发性溃疡的 PPI 维持疗法。胃泌素正常。

H.pylori 除菌后发生的胃溃疡——作者所在医院内实施的研究

2004 年以后，作者所在医院实施上消化道内镜检查的病例中，确认成功除菌后的内镜检查查出的胃 / 十二指肠溃疡共 19 例（胃溃疡 16 例、十二指肠溃疡 3 例）（**表 1**）。有消化性溃疡的既往史的为 15 例，另外 1 例为 H.pylori 的阳性复发，18 例均为阴性结果。11 例推测是由于 NSAIDs 或低剂量阿司匹林诱发溃疡导致的。

其他 2 例确认为二膦酸盐制剂服用过程中。但是，其中有 5 例不明确是 H.pylori 的潜伏复发还是有其他药物导致的，并未发现有血清胃泌素值上升现象，所以考虑是特发性，其中有 3 例是反复发作。

总结

当 H.pylori 除菌普及后，难治的消化性溃疡一度大幅减少。除菌成功后复发的溃疡病例中，首先应注意复查 H.pylori，并且充分了解患者的用药情况。无法确定原因的，或无法排除原因的一般复发率很高，必须采用酸分泌抑制剂做好预防复发措施。

参考文献

[1] Marshall BJ. *Helicobacter pylori*. Am J Gastroenterol 89:S116-128, 1994

[2] 鎌田智有, 春間賢, 楠裕明, 他. *Helicobacter pylori*除菌後再発潰瘍の扱い─実態とその対策. Helicobacter Res 7:441-445, 2003

[3] Asaka M, Kato M, Sugiyama T, et al. Follow-up survey of a large-scale multicenter, double-blind study of triple therapy with lansoprazole, amoxicillin and clarithromycin for eradication of *Helicobacter pylori* in Japanese peptic ulcer patients. J Gastroenterol 38:339-347, 2003

[4] Tomita T, Fukuda Y, Tamura K, et al. successful eradication of *Helicobacter pylori* prevents relapse of peptic ulcer disease. Aliment Pharmacol Ther 16:204-209, 2002

[5] 小野尚子, 加藤元嗣, 鈴木美櫻, 他. 病態別での鑑別の要点─*H. pylori*除菌後にみられる胃びらん・発赤における良悪性の鑑別. 消内視鏡 23:1761-1766, 2011

[6] Miwa H, Sakaki N, Sugano K, et al. Recurrent peptic ulcers in patients following successful *Helicobacter pylori* eradication:a multicenter study of 4,940 patients. Helicobacter 9:9-16, 2004

[7] Gisbert JP, Calvet X, Cosme A, et al. Long-term follow-up of 1,000 patients cured of *Helicobacter pylori* infection following an episode of peptic ulcer bleeding. Am J Gastroenterol 107:1197-1204, 2012

[8] Adachi M, Mizuno M, Yokota K, et al. Reinfection rate following effective therapy against *Helicobacter pylori* infection in Japan. J Gastroenterol Hepatol 17:27-31, 2002

[9] Take S, Mizuno M, Ishiki K, et al. Reinfection rate of *Helicobacter pylori* after eradication treatment:a long-term prospective study in Japan. J Gastroenterol 47:641-646, 2012

[10] Yan TL, Hu QD, Zhang Q, et al. National rates of *Helicobacter pylori* recurrence are significantly and inversely correlated with human development index. Aliment Pharmacol Ther 37:963-968, 2013

[11] 日本ヘリコバクター学会ガイドライン作成委員会(編). *H. pylori*感染の診断と治療のガイドライン, 2016改訂版. 先端医学社, 2016

[12] 矢島弘嗣, 山尾純一, 宮内義純, 他. NSAIDs長期服用患者における胃黏膜傷害の発症状況に関する疫学調査. Ther Res 27:1211-1217, 2006

[13] Uemura N, Sugano K, Hiraishi H, et al. Risk factor profiles, drug usage, and prevalence of aspirin-associated gastroduodenal injuries among high-risk cardiovascular Japanese patients:the results from the MAGIC study. J Gastroenterol 49:814-824, 2014

[14] Lanza FL, Hunt RH, Thomson AB, et al. Endoscopic comparison of esophageal and gastroduodenal effects of risedronate and alendronate in postmenopausal women. Gastroenterology 119:631-638, 2000

[15] Miyake K, Kusunoki M, Shinji Y, et al. Bisphosphonate increases risk of gastroduodenal ulcer in rheumatoid arthritis patients on long-term nonsteroidal antiinflammatory drug therapy. J Gastroenterol 44:113-120, 2009

[16] Nishikawa K, Sugiyama T, Kato M, et al. Non-*Helicobacter pylori* and non-NSAID peptic ulcer disease in the Japanese population. Eur J Gastroenterol Hepatol 12:635-640, 2000

[17] Kanno T, Iijima K, Abe Y, et al. Peptic ulcers after the Great East Japan earthquake and tsunami:possible existence of psychosocial stress ulcers in humans. J Gastroenterol 48:483-490, 2013

[18] Quan C, Talley NJ. Management of peptic ulcer disease not related to *Helicobacter pylori* or NSAIDs. Am J Gastroenterol 97:2950-2961, 2002

Summary

Gastric Ulcers after *Helicobacter pylori* Eradication

Shoko Ono[1], Mototsugu Kato[2],
Kana Matsuda[3], Satoshi Abiko,
Momoko Tsuda, Shuichi Miyamoto,
Takeshi Mizushima, Keiko Yamamoto[1],
Takahiko Kudo[3], Yuichi Shimizu[1],
Naoya Sakamoto[3]

Eradication of *Helicobacter pylori* (*H. pylori*) can prevent recurrence of ulcer ; however, peptic ulcers rarely occur after successful eradication. The causes of occurrence of ulcers after eradication are classified into re-positive for *H. pylori* and non-*H. pylori* ulcer. A major risk factor of non-*H. pylori* ulcer is non-steroidal anti-inflammatory drug, including aspirin, and unidentifiable idiopathic ulcers are very rare. For ulcers after *H. pylori* eradication, Antacids would be prescribed and the status of *H. pylori* and history of drugs would be checked.

[1] Division of Endoscopy, Hokkaido University Hospital, Sapporo, Japan

[2] National Hospital Organization Hakodate Hospital, Hakodate, Japan

[3] Department of Gastroenterology and Hepatology, Hokkaido University Graduate School of Medicine, Sapporo, Japan

NSAIDs 起因性胃溃疡的临床特征与治疗

——关联 *H. pylori* 感染

镰田 智有 [1, 2]

春间 贤 [3]

村尾 高久 [4]

石井 学

藤田 穣

松本 启志

真部 纪明 [5]

楠 裕明 [6]

畠 二郎 [5]

盐谷 昭子 [4]

井上 和彦 [7]

高尾 俊弘 [2]

摘要●消化性溃疡的成因一般较普遍的认识，是 *H.pylori* 感染与非甾体类抗炎药物（NSAIDs）这两大因素引起的。NSAIDs 起因性胃溃疡的临床及内镜方面特征，为胃窦部多发易发性，以及出血性溃疡显著高发。另外，NSAIDs 起因性胃溃疡下的 *H.pylori* 感染率相比非 NSAIDs 起因性胃溃疡来说明显更低，特别是胃窦部产生的 NSAIDs 起因性胃溃疡相比胃体部位产生的溃疡来说，*H.pylori* 感染率明显更低。因持续感染 *H.pylori* 产生胃体部胃炎，萎缩性胃炎加剧后胃酸分泌会下降，因此推测 *H.pylori* 感染者发生 NSAIDs 起因性胃溃疡的概率较低。根据消化性溃疡诊疗指南 2015 年修订版第 2 版中的 NSAIDs 起因性溃疡的诊疗方针的内容，建议尽量中止 NSAIDs，并服用抗溃疡药物。若无法停止 NSAIDs 的，则建议服用质子泵抑制剂或者 PG 制剂。另外，还有报道称 *H.pylori* 除菌会延缓溃疡治愈过程，在指南中也提到，需尽量避免除菌治疗。

关键词 H.pylori 感染 NSAIDs 溃疡 消化性溃疡诊疗指南 2015 年修订版第 2 版 出血性胃溃疡

[1]川崎医科大学总合医疗センター总合健诊センター
〒700–8505冈山市北区中山下 2 丁目6–1　E–mail：tkamada@med.kawasaki–m.ac.jp
[2]川崎医科大学健康管理学
[3]同　总合内科学 2
[4]川崎医科大学消化管内科学
[5]同　检查诊断学（内视镜・超音波）
[6]同　总合临床医学
[7]淳风会健康管理センター

前言

对于消化性溃疡的成因，普遍认为有 *Helicobacter pylori*（*H.pylori*）感染与非甾体类抗炎药物（nonsteroidal anti–inflammatory drugs，NSAIDs）两大因素。NSAIDs 是不含甾体类骨架抗炎药物的总称。作为关节炎、变形性骨关节症等疼痛性疾病的消炎、镇痛的治疗药使用。除此以外，还有广泛使用于抗血栓疗法（抗血小板药）的微量

阿司匹林，随着日本高龄化程度的加深，使用频率也会越来越频繁。

NSAIDs 导致的副作用包括消化道黏膜损伤、肾功能障碍、肝功能障碍、血液障碍等，其中对上消化道黏膜造成的损伤也被称为 NSAIDs 胃病，并在临床上已得到广泛确认。

本文将针对 NSAIDs 引起的消化道黏膜损伤中特别具有胃溃疡临床特征意义，以及诊疗方面的内容，结合作者等的临床病例和成效进行说明。

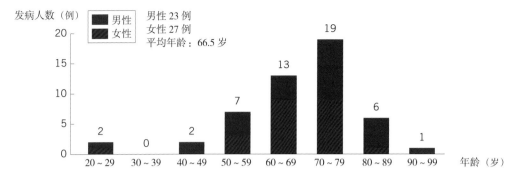

発病人数（例）

男性 23 例
女性 27 例
平均年龄：66.5 岁

图1 NSAIDs 起因性胃溃疡 50 例的性别、年龄分布。高龄女性趋多

NSAIDs起因性胃溃疡的临床特征

1. 与 H.pylori 感染的关系

欧美国家的报道称，NSAIDs 造成的胃黏膜损伤风险正是造成 *H.pylori* 感染的罪魁祸首。根据消化性溃疡病因相关 16 份文献的分析数据来看[1]，如果假设不服用 NSAIDs 以及 *H.pylori* 阴性的消化性溃疡出血风险为 1 的话，那么 *H.pylori* 阳性条件下风险比为 1.79，而服用 NSAIDs 则上升为 4.85，服用 NSAIDs+*H.pylori* 阳性则上升为 6.13。如果将未服用 NSAIDs 和 *H.pylori* 阴性的消化性溃疡发生风险作为 1 的话，上述风险比则分别上升为 18.1、19.4、61.1。显然，*H.pylori* 感染与 NSAIDs 的服用的风险会互相叠加。另外，日本病例对照研究[2]结果也显示，NSAIDs 服用与 *H.pylori* 可累加提升上消化道出血的风险。

但是，相比胃酸分泌更亢进的欧美人，在日本 *H.pylori* 感染者的萎缩性胃炎导致胃酸分泌降低[3, 4]趋势更明显的情况下，也有专家认为 *H.pylori* 感染反而对 NSAIDs 造成的胃黏膜损伤起到了防御性作用[5, 6]。

2. 临床和内镜方面特征

作者等为研究 NSAIDs 起因性胃溃疡的临床特征，特意与非 NSAIDs 起因性胃溃疡做了对比[5]。

在前 2 年度作者所在医院内诊断为内镜活跃性胃溃疡，且可能因服用 NSAIDs 引起的 50 个病例（NSAIDs 起因性胃溃疡：男性 23 例，女性 27 例，年龄分布 25~81 岁。平均年龄 66.5 岁）为对象。与同时间段内诊断为非 NSAIDs 起因性胃溃疡的同样性别、年龄的 100 个病例（男性 46 例，女性 54 例，年龄分布 25~78 岁。平均年龄 66.5 岁）相比较，进行了临床型特征对比分析。

1）NSAIDs 起因性胃溃疡的性别、年龄分布与临床特征

性别、年龄分布显示高龄女性较多趋势（**图1**）。临床症状为上腹部疼痛 23 例。吐血便血 15 例。但 10 例（20%）无症状。

［**病例1**］患者为 90 岁年龄段女性。因腰痛按需治疗而服用 NSAIDs。主治医生抽血发现有贫血现象（Hb 5.6g/dl），实施上消化道内镜检查（esophagogastroduodenoscopy，EGD）。贲门部小弯处发现较大深度溃疡，并由此诊断为伴消化道出血的贫血（**图2**）。

2）服用 NSAIDs 的详细情况

服用 NSAIDs 的详细情况为，水杨酸类 15 例、芳基乙酸类 14 例、丙酸盐类 11 例以及昔康类 10 例，服药情况为常用量 36 例，备用量 14 例。NSAIDs 的配药时间为，1 个月之内的 22 例，1~3 个月之内的 10 例，以及 3 个月以上的 18 例，胃溃疡发生与配药时间无直接关系。关于有无抗溃疡药的同服，无同服药物的为 29 例，与促进黏膜防御制剂同服的 14 例，以及与 H_2 受体拮抗剂同服的为 7 例，许多都未对 NSAIDs 配药引起的胃黏膜损伤采取充分的措施。

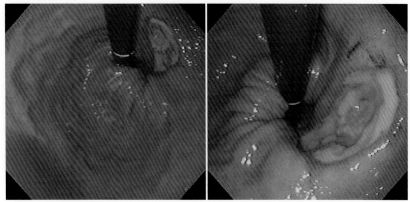

a | b **图2** [**病例1**] 90 岁年龄段女性，贲门部小弯发现圆形深度溃疡
a 远景图。
b 近景图。

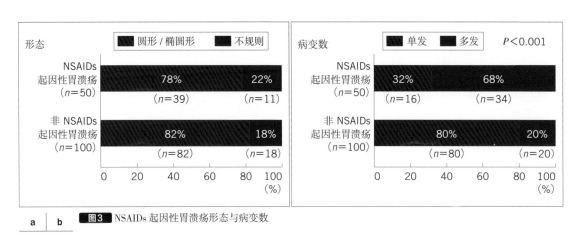

a | b **图3** NSAIDs 起因性胃溃疡形态与病变数

3）NSAIDs 起因性胃溃疡的形态与病变数量

形态（圆形～椭圆形、不规则）上两者均呈现圆形～近圆形占 80% 的特点，形态上未存在太大差异。另外，病变数量（单发、多发）上，NSAIDs 起因性相比非起因性来说，具有显著偏多的趋势（68%vs.20%，$P < 0.001$）（**图3**）

[**病例2**] 患者为 70 岁年龄段男性。化脓性脊椎炎持续服用 NSAIDs 栓剂 7 天后，因上腹部疼痛来作者所在医院。内镜检查下发现胃体部上存在不规则形，20mm 以上的多发性溃疡。背景黏膜处发现萎缩性病变，*H.pylori* 呈阳性（**图4**）。

4）NSAIDs 起因性胃溃疡的大小与有无出血

NSAIDs 起因性胃溃疡大小在 20mm 以上，属较大溃疡，发生频率上与非 NSAIDs 起因性未发现有明显差异（16%vs.10%）。出血情况来看，NSAIDs 起因性比非起因性的出血性趋势更显著（34%vs.4%，$P < 0.001$）（**图5**）。

[**病例3**] 患者为 70 岁年龄段男性。颈椎病服用 NSAIDs 第 7 天发生便血来作者所在医院。内镜检查在胃窦部发现多发和出血性溃疡（有外露血管）。背景黏膜处没有萎缩性病变，*H.pylori* 阴性（**图6**）。

[**病例4**] 患者为 80 岁年龄段女性。关节风湿病服用 NSAIDs 1 个月后因上腹部疼痛来作者所在医院。内镜检查在胃窦部后壁上发现较大深度（贯通性）溃疡。该症状也未发现背景黏膜的

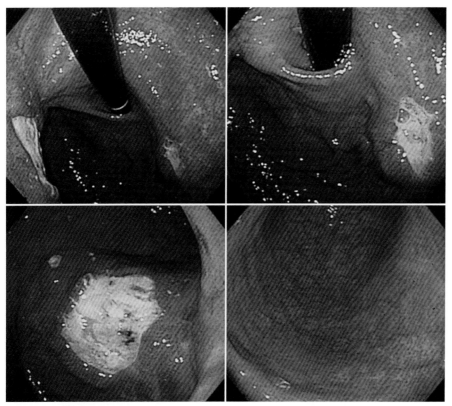

a	b
c	d

图4 [**病例2**]患者为 70 岁年龄段男性。胃体部有多发性不规则溃疡。背景黏膜处发现萎缩性病变

a 胃体部仰视图（远景）。
b 胃体部仰视图（近景）。
c 胃体部俯视图（近景）。
d 胃体下方大弯。

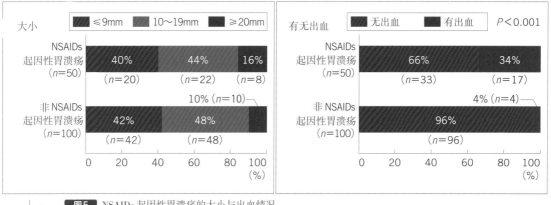

a	b

图5 NSAIDs 起因性胃溃疡的大小与出血情况

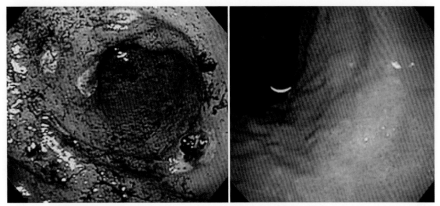

图6 [病例3] 患者为 70 岁年龄段男性。因颈椎病连续服用 NSAIDs 第 7 天发生便血

a 胃窦部伴随出血多发性溃疡（有外露血管）。

b 胃体部小弯处未发现萎缩性病变。

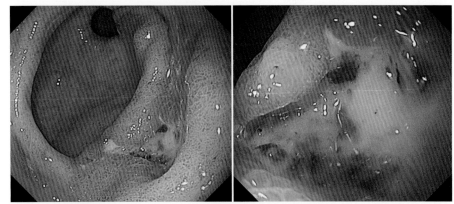

图7 [病例4] 患者为 80 岁年龄段女性。连续服用 NSAIDs 1 个月后上腹部疼痛来作者所在医院。胃窦部后壁处有较大的不规则深度溃疡

a 远景图。

b 近景图。

萎缩性病变，*H.pylori* 呈阴性（**图7**）。

5）NSAIDs 起因性胃溃疡的发生部位

NSAIDs 起因性胃溃疡的发生部位分别为胃窦部 56% 以及胃体部 34%，非 NSAIDs 起因性则分别为 6% 与 62%，相比之下胃窦部明显较高（$P < 0.001$）。

6）NSAIDs 起因性胃溃疡的 *H.pylori* 感染率与溃疡发生部位

H.pylori 感染的诊断方法一般采用血清抗体、尿素呼气检测以及 Giemsa（任意一方显示阳性则判断感染 *H.pylori*，三者均阴性的判断为未感染）。NSAIDs 起因性胃溃疡的 *H.pylori* 感染率相比非 NSAIDs 来说明显更低（48%vs.96%，$P < 0.001$）。其中，胃窦部发生的 NSAIDs 起因性溃疡相比胃体部产生的来说，其 *H.pylori* 的感染率更低（25%vs.82.3%，$P < 0.001$）。这个结果换言之，就是未感染 *H.pylori* 者的 NSAIDs 起因性溃疡更容易发生在胃窦部，*H.pylori* 感染者的 NSAIDs 起因性胃溃疡则更容易发生在胃体部。因此，我们认为 *H.pylori* 感染对 NSAIDs 起因性胃溃疡（特

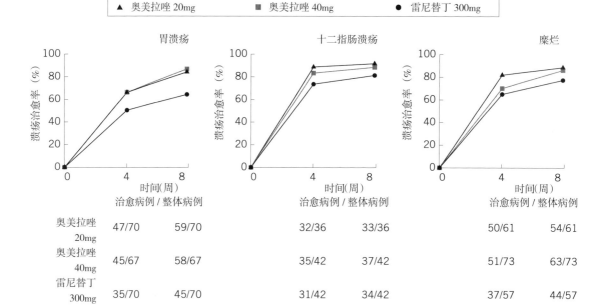

	胃溃疡		十二指肠溃疡		糜烂	
	治愈病例 / 整体病例		治愈病例 / 整体病例		治愈病例 / 整体病例	
奥美拉唑 20mg	47/70	59/70	32/36	33/36	50/61	54/61
奥美拉唑 40mg	45/67	58/67	35/42	37/42	51/73	63/73
雷尼替丁 300mg	35/70	45/70	31/42	34/42	37/57	44/57

图8 奥美拉唑或雷尼替丁的 NSAIDs 溃疡的内镜治愈率比较

〔Yeomans ND, et al. A comparison of omeprazole with ranitidine for ulcers associated with nonsteroidal antiinflammatory drugs. Acid Suppression Trial：Ranitidine versus Omeprazole for NSAID-associated Ulcer Treatment（ASTRONAUT）Study Group. N Engl J Med 338：719-726, 1998 的部分修改版〕

别是胃窦部溃疡）的产生具有良好的抵御作用。

NSAIDs 起因性溃疡的治疗

日本《消化性溃疡诊疗指南（2015）》第 2 版[7]中 NSAIDs 起因性胃溃疡的诊疗方针记载，NSAIDs 起因性胃溃疡的治疗无论是否有感染 *H.pylori*，应尽量立即停止服用 NSAIDs，并建议投入抗溃疡药物（建议强度：1，证据等级 A）。随 NSAIDs 停止服用及持续雷尼替丁 300mg/ 天投入后 4 周的治愈率虽然对胃溃疡未发现有显著积极作用，但据报道，从十二指肠溃疡来看，停止 NSAIDs 服用后治愈率有提升[8]。另外，如果无法停用 NSAIDs 的，建议可采用质子泵抑制剂（proton pump inhibitor，PPI）或 PG（prostaglandin）制剂（建议强度：1，证据等级 A）。

针对 NSAIDs 持续服用导致的胃溃疡、十二指肠溃疡的治愈率方面，有报道称 PPI 的治愈率未比 H_2 受体拮抗剂、PG 制剂以及提高黏膜防御药物的效果更强[7]。

Yeomans 等[9] 以 NSAIDs 长期服用者且胃部或十二指肠部确认存在 10 处以上糜烂的 541 个患者为对象，分为奥美拉唑 20mg/ 天、40mg/ 天以及雷尼替丁 300mg/ 天的 3 个群体进行治疗，对比 8 周后内镜下治愈率的结果显示，各个群体的治愈率分别为 80%、79% 和 63%，报告称奥美拉唑比雷尼替丁更具 NSAIDs 溃疡的治愈效果（**图8**）[9]。米索前列醇对关节风湿患者在持续服用阿司匹林下产生的胃黏膜障碍的治疗效果，相比安慰剂来说具有显著高效（70%vs.25%）[10]。据日本风湿病基金会调查统计，NSAIDs 持续服用下投入米索前列醇 800μg/ 天，并考察胃溃疡及十二指肠溃疡的 8 周治愈率来看，分别为 70% 和 83.5%[11]。另外，对 NSAIDs 持续服用下的溃疡治愈率不会受 *H.pylori* 感染与否的影响，而且有报道称 *H.pylori* 除菌可能会延缓溃疡治愈过程[12]，至少没有任何报道表示会促进治愈率，因此指南中也建议尽量避免实施除菌操作（建议强度：2，证据等级 A）。

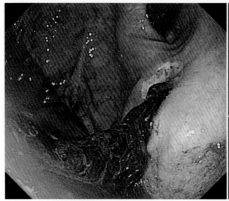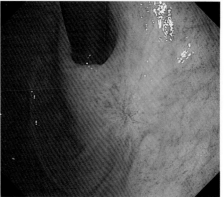

图9 [**病例 5**] 患者为 70 岁年龄段男性。贲门部发生 NSAIDs 起因性出血型溃疡
a | b

a 贲门前壁上发现伴凝血块的出血性胃溃疡。
b PPI 投入 8 周后，溃疡已治愈。

现列举 PPI 对 NSAIDs 起因性出血型胃溃疡有效的 1 个病例。

[**病例 5**] 患者为 70 岁年龄段男性。主诉为吐血，有 NSAIDs 导致的出血性胃溃疡既往史，吸烟频率 20 支 / 天 ×54 年，饮酒史日本酒 2 盅 ×54 年，面部发出带状疱疹，一直服用抗病毒药以及NSAIDs，但未服用抗溃疡药物。NSAIDs 服用 1 周后，因吐血紧急运送来作者所在医院。紧急内镜检查下发现贲门前壁处存在伴随凝血块的出血性胃溃疡（图9a）。于同日开始停止服用 NSAIDs 并配合服用 PPI，8 周后的内镜检查下该部位溃疡已痊愈（图9b）。

观察

NSAIDs 起因性胃溃疡的临床性特征为多发性趋势，并易于幽门胃窦处，较多呈不规则形的浅表溃疡，伴随出血、萎缩病变的频率非常高。且与 NSAIDs 服用期间长短无关，均伴随消化道出血的风险[13]。这些溃疡的产生因来自于镇痛剂，因此腹痛等的自觉症状较少，发现往往伴随突发的吐血和便血、贫血征兆和深度溃疡等现象。

Mizokami 等[6] 的报告指出，NSAIDs 起因性胃溃疡的 *H.pylori* 感染率相比对照下更低（53.6%vs.91.5%），不同发生部位中，胃窦部溃疡的感染率比胃角部或胃体部溃疡的 *H.pylori* 感

染率明显更低（35%vs.100%）。

关于 *H.pylori* 感染与 NSAIDs 起因性胃溃疡的发生关系，因 *H.pylori* 的慢性持续感染下产生偏胃体部胃炎后，萎缩性胃炎加剧，使胃酸分泌能力下降，所以 *H.pylori* 感染者中，NSAIDs 起因性胃溃疡的发生概率更低[14, 15]。另一方面，未感染 *H.pylori* 者却因胃酸分泌功能正常，容易产生 NSAIDs 起因性胃溃疡。因此，对患者的背景胃黏膜状态的观察非常重要，尤其是判断患者是欧美型的亢进型胃酸分泌，当感染 *H.pylori* 后进入偏胃窦部胃炎的高酸状态，还是如同日本人一样，属于偏胃体部胃炎的低酸状态，这对研究 *H.pylori* 感染与 NSAIDs 起因性胃溃疡之间相互作用上也尤为关键。

因此，日本与欧美国家之间 NSAIDs 起因性胃黏膜障碍与 *H.pylori* 感染情况不同的原因，经判断主要是因为伴随 *H.pylori* 背景胃黏膜状态的不同（偏胃窦部胃炎还是偏胃体部胃炎）所引起的。

总结

未来随着 *H.pylori* 感染率的进一步降低以及除菌治疗的普及化，NSAIDs 等的药物性溃疡可能会增加。需要综合考虑药物性溃疡的临床特征及背景胃黏膜以及其胃酸分泌趋势，做出准确的治疗与预防手段。

参考文献

[1] Huang JQ, Sridhar S, Hunt RH. Role of *Helicobacter pylori* infection and non-steroidal anti-inflammatory drugs in peptic-ulcer disease: a meta-analysis. Lancet 359:14-22, 2002

[2] Sakamoto C, Sugano K, Ota S, et al. Case-control study on the association of upper gastrointestinal bleeding and nonsteroidal anti-inflammatory drugs in Japan. Eur J Clin Pharmacol 62: 765-772, 2006

[3] Kawaguchi H, Haruma K, Komoto K, et al. *Helicobacter pylori* infection is the major risk factor for atrophic gastritis. Am J Gastroenterol 91:959-962,1996

[4] Haruma K, Kamada T, Kawaguchi H, et al. Effect of age and *Helicobacter pylori* infection on gastric acid secretion. J Gastroenterol Hepatol 15:277-283, 2000

[5] Kamada T, Hata J, Kusunoki H, et al. Endoscopic characteristics and *Helicobacter pylori* infection in NSAID-associated gastric ulcer. J Gastroenterol Hepatol 21: S98-S102, 2006

[6] Mizokami Y, Narushima K, Shiraishi T, et al. Non-*Helicobacter pylori* ulcer disease in rheumatoid arthritis patients receiving long-term NSAID therapy. J Gastroenterol 12:38-41, 2000

[7] 日本消化器学会（編）. 消化性潰瘍診療ガイドライン 2015, 改訂第2版, 南江堂, 2015

[8] Roth S, Agrawal N, Mahowald M, et al. Misoprostol heals gastroduodenal injury in patients with rheumatoid arthritis receiving aspirin. Arch Intern Med 149:775-779, 1989

[9] Yeomans ND, Tulassay Z, Juhász L, et al. A comparison of omeprazole with ranitidine for ulcers associated with nonsteroidal antiinflammatory drugs. Acid Suppression Trial: Ranitidine versus Omeprazole for NSAID-associated Ulcer Treatment (ASTRONAUT) Study Group. N Engl J Med 338:719-726, 1998

[10] Roth S, Agrawal N, Mahowald M, et al. Misoprostol heals gastroduodenal injury in patients with rheumatoid arthritis receiving aspirin. Arch Intern Med 149:775-779, 1989

[11] 塩川優一, 延永正, 斉藤輝信, 他. 非ステロイド性抗炎症剤（NSAID）長期投与時にみられる胃・十二指腸潰瘍に対するミソプロストールの臨床的有用性の検討―第2報・NSAID継続投与下における潰瘍治療効果の検討. リウマチ 31: 572-582, 1991

[12] Hawkey CJ, Tulassay Z, Szczepanski L, et al. Randomised controlled trial of *Helicobacter pylori* eradication in patients on non-steroidal anti-inflammatory drugs: HELP NSAIDs study. Helicobacter Eradication for Lesion Prevention. Lancet 352:1016-1021, 1998

[13] Lanas A, García-Rodríguez LA, Arroyo MT, et al. Risk of upper gastrointestinal ulcer bleeding associated with selective cyclooxygenase-2 inhibitors, traditional non-aspirin non-steroidal anti-inflammatory drugs, aspirin and combinations. Gut 55: 1731-1738, 2006

[14] Mihara M, Haruma K, Kamada T, et al. The role of endoscopic findings for the diagnosis of *Helicobacter pylori* infection: evaluation in a country with high prevalence of atrophic gastritis. Helicobacter 4:40-48, 1999

[15] Haruma K, Mihara M, Okamoto E, et al. Eradication of *Helicobacter pylori* increases gastric acidity in patients with atrophic gastritis of the corpus-evaluation of 24-h pH monitoring. Aliment Pharmacol Ther 13:155-162, 1999

Summary

Clinical Features and Treatment of NSAID-related Gastric ulcers—Association with *H. pylori* Infection

Tomoari Kamada[1, 2], Ken Haruma[3],
Takahisa Murao[4], Manabu Ishii,
Minoru Fujita, Hiroshi Matsumoto,
Noriaki Manabe[5], Hiroaki Kusunoki[6],
Jiro Hata[5], Akiko Shiotani[4],
Kazuhiko Inoue[7], Toshihiro Takao[2]

Helicobacter pylori (*H. pylori*) infection and NSAIDs (nonsteroidal anti-inflammatory drugs) are mechanistically involved in peptic ulcer etiology. Multiple lesions, occurrence in the antrum, and hemorrhagic ulcers were significantly more prevalent and *H. pylori* infection rate was significantly lower in patients with NSAID-associated gastric ulcers than in those with non-NSAID-associated gastric ulcers. In the NSAID-associated gastric ulcer group, the prevalence of *H. pylori* infection was significantly lower in patients with ulcers in the antrum than in those with ulcers in the corpus.

In patients with NSAID-related ulcers, NSAID use should be discontinued and anti-ulcer therapy should be provided. If NSAID use must continue, the ulcer should be treated using a proton pump inhibitor or prostaglandin analog according to evidence-based clinical practice guidelines for peptic ulcer disease 2015. In addition, *H. pylori* eradication does not affect treatment of NSAID-induced ulcers. However, some reports have indicated that *H. pylori* eradication delays the healing of these ulcers. Therefore, *H. pylori* eradication therapy is not recommended in patients with NSAID-related ulcers.

[1] Department of Health Care Medicine, Kawasaki Medical School General Medical Center, Okayama, Japan
[2] Department of Health Care Medicine, Kawasaki Medical School, Kurashiki, Japan
[3] Department of General Internal Medicine 2, Kawasaki Medical School, Kurashiki, Japan
[4] Division of Gastroenterology, Department of Internal Medicine, Kawasaki Medical School, Kurashiki, Japan
[5] Department of Clinical Pathology and Laboratory Medicine, Kawasaki Medical School, Kurashiki, Japan
[6] Department of General Medicine, Kawasaki Medical School, Kurashiki, Japan
[7] Junpukai Health Care Center, Okayama, Japan

非 *H.pylori* · 非药物性胃溃疡

菅野 武 [1, 2]

饭岛 克则 [3]

小池 智幸 [1]

八田 和久

荒 诚之

浅沼 清孝

浅野 直喜

今谷 晃

下濑川 徹

摘要 ● 非 Helicobacter pylori (*H.pylori*)·非药物性溃疡（特发性溃疡）在日本占溃疡整体的 12% 左右，需要特别注重患者发病背景与易发部位进行诊疗。排除诊断法一般会确认胃泌素瘤、Crohn 病、感染等情况。另外包括外伤、发烧、身体精神负担加重，以及受灾时精神压力都会单独引起溃疡。在受灾等特殊环境下引发的出血性胃溃疡多为多发性、胃体部发生率较高，而在平时的特发性溃疡更多是在胃窦部 – 十二指肠球部较多，患有多个动脉硬化症疾病的患者风险程度较高，而且经常会难以治愈和反复发作。而关于 *H.pylori* 除菌后（或者自然除菌后）与 *H.pylori* 未感染胃所产生特发性溃疡的区别这方面的报告内容还很少，所以有必要进行大规模的验证。

关键词　Helicobacter pylori　受灾时精神压力　动脉硬化性疾病　难治性　反复发作性

[1] 東北大学病院消化器内科　〒980–8574 仙台市青葉区星陵町 1–1
　　E–mail : kanno.takeshi@med.tohoku.ac.jp
[2] 同　卒後研修センター
[3] 秋田大学病院消化器内科

前言

非 Helicobacter pylori (*H.pylori*)·非药物性溃疡受到关注的背景，是 2011 年 3 月份发生东日本大地震的受灾地区突然发生多例出血性胃溃疡患者 [1]。虽然在 1995 年的阪神、淡路大地震时，Aoyama 等 [2] 也曾报道过在受灾严重的区域也有胃溃疡患者急增的情况，但那些多数都为 *H.pylori* 感染阳性患者，无法将受灾精神压力作为除 *H.pylori* 感染以外的单独风险进行验证。

受灾时精神压力与消化性溃疡

1. 受灾时消化性溃疡的成因与特征

东日本大地震是日本有史以来观测到的震级 9.0 的严重地震，因连续发生的海啸灾难，对太平洋沿岸地区带来了深重的打击。

2011 年 3 月 11 日开始的 3 个月内，光是宫城县内 7 家医院追溯性统计的数据显示，与前一年同期相比，溃疡患者总数增加了 1.5 倍，其中出血性溃疡患者数增加了 2.2 倍，而且溃疡的成因也有所变化（表 1）[1, 3]。具体表现为，非 *H.pylori*、非药物性溃疡的比率从 13.1% 明显增加到了 23.5%（图 1，P ＜ 0.05）[1]。为此，受灾时精神压力与 NSAIDs（nonsteroidal anti–inflammatory drugs）同样，也是独立于 *H.pylori* 感染的溃疡风险，结合 *H.pylori* 阳性患者数量也有所增加，因此可判断对 *H.pylroi* 阴性、阳性患者均具备溃疡发生的风险。该研究中，为了确保避免与已知的肉体紧张导致的溃疡（Cushing 溃疡及 Curling 溃疡）相互混淆，特意将受到重症外伤及全身发烧的病例排除在外。

表1 2010 年（同期）与 2011 年（东日本大地震后 3 个月期间）消化性溃疡病例的比较

	所有消化性溃疡病例			出血性溃疡病例		
	2010年	2011年	P值	2010年	2011年	P值
病例数	261	383		119	257	
出血性溃疡	119（45.6%）	257（67.1%）	< 0.01			
平均年龄 ± 标准偏差	65.2 ± 14.9 岁	67.4 ± 14.4 岁	n.s.	66.9 ± 14.9 岁	68.6 ± 14.9 岁	n.s.
性比（男性 / 女性）	1.9（171 / 90）	2.1（259 / 124）	n.s.	2.0（79 / 40）	1.9（169 / 88）	n.s.
胃溃疡 / 十二指肠溃疡比	2.5（173 / 68）	2.8（274 / 98）	n.s.	1.9（71 / 38）	3.2（190 / 60）	< 0.05
多发性溃疡	91（34.9%）	158（41.3%）	n.s.	40（33.6%）	115（44.7%）	< 0.05
H. pylori 阳性者	119 / 152（78.3%）	172 / 250（68.8%）	< 0.05	51 / 70（72.9%）	127 / 179（70.9%）	n.s.
NSAIDs 使用人	69 / 261（26.4%）	69 / 362（19.0%）	< 0.05	39 / 119（32.8%）	43 / 247（17.4%）	< 0.01
来院时平均血液 Hb 值 ± 标准偏差				9.3 ± 2.8g / dl	8.6 ± 2.6g / dl	< 0.05
接受输血者				48（40.3%）	152（59.1%）	< 0.01

NSAIDs：非甾体类抗炎药；*n.s.*：无记录；连续变量用 Student-t 检验、名义变数用 X^2 检验对比。

受灾时出血性溃疡的特征为，多发性、多发于胃部、并且需要输血的患者较多（$P < 0.05$）（**表1**）[1, 3]。另外，对受灾后的溃疡集中发生高峰期数据，阪神、淡路大地震的研究也是 2 周之后 [2]，这和 2011 年的研究结果 [1] 一致。

受灾时精神压力作为独立的背景因素考量，推测与日本人近几年来 *H.pylori* 感染率持续下降 [4, 5] 有关。1995 年阪神、淡路大地震的报告中提到，消化性溃疡患者的 83% 为 *H.pylori* 阳性，而 2011 年东日本大地震为 69%。

这里以东日本大地震时的出血性胃溃疡为例来看。

［**病例 1，图 2**］患者为 50 岁年龄段男性。*H.pylori* 感染阴性（血清 *H.pylori* IgG 抗体阴性、活检镜检法阴性、溃疡治愈后的尿素呼气测试阴性）。无 NSAIDs 服用史。

受灾后连续多日忙碌工作，接近于连日不休不眠的状态，白天柏油便，傍晚晕厥后被紧急送医，实施上消化道检查。胃体部大弯以及胃角部前壁至后壁处有广域的较浅表的溃疡。

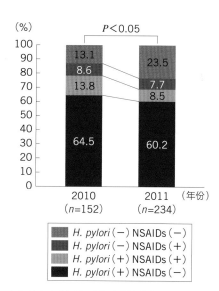

图1 东日本大地震前后的消化性溃疡的成因
［Kanno T, et al. Peptic ulcers after the Great East Japan earthquake and tsunami：possible existence of psychosocial stress ulcers in humans. J Gastroenterol 48：483-490, 2013 基础上修改］

胃体部大弯的溃疡上，存在大块凝血块附着，清除后确认有血管外露，采用无水乙醇局部注射法止血。

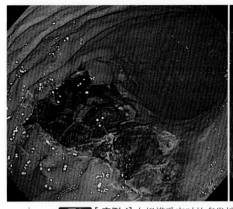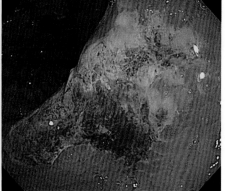

图2 [病例1] 大规模受灾时的多发性、广域出血性溃疡

a
b
　a 胃体中部大弯伴有大块血痂的广域 A1 阶段溃疡。
　b 胃体下方至胃角部小弯前后壁上有 A1 阶段溃疡。

2. 受灾时的溃疡出血危险因素

除去不明内服药物病例以外，以 2011 年的病例中非出血性溃疡群体为控制量，实施溃疡出血危险因素的多元 Logistic 回归分析后可见，避难环境［比值比 4.4 (95% 置信区间 2.1~9.6)］是与溃疡尺寸 2cm 以上［比值比 5.0 (95% 置信区间 2.7~9.3)］，以及抗血栓药［比值比 2.4 (95% 置信区间 1.0~5.5)］等因素独立的，是对受灾时的溃疡出血具有显著积极意义的危险因素[6]。受灾后无法继续呆在自家，而不得不躲避在避难环境中，应该是典型的灾难性精神压力状况。

只不过有一点必须提前理解，我们不能将非灾害时的所有精神压力，与受灾时避难等因素导致溃疡发生的精神压力做同等处理和对待，毕竟从易发于胃体部，有多发性趋势，以及易形成大面积溃疡这几个显著特点来看，受灾时的溃疡与之后要提到的平时（正常诊疗时）的非 *H.pylori*・非药物性溃疡的特征具有明显的区别，反而与重症内科疾病患者容易发生的，自搬入到重症集中治疗室后几天内发生的 ICU 溃疡的特征相类似[7]。

特发性溃疡的发生率与特征

这里开始，将转入介绍平时普通诊疗中的特发性溃疡内容。首先各位读者碰到非 *H.pylori*・非

药物性溃疡的病例，都是不具备 *H.pylori* 与 NSAIDs 这两大成因的群体较多，去接受诊疗时，首先需留意这些溃疡中可能包含了多个诱因。也就是说，非 *H.pylori*・非药物性溃疡的初期，与对症疗法应该采用酸分泌抑制剂服用结合鉴定诊断等多手法这一点上相对应。首先，用多个方法确认 *H.pylori* 的感染诊断，在此基础上除了要做恶性溃疡排除的鉴别诊断以外，还应包括胃泌素瘤、病毒感染（胃部特别是巨细胞病毒）、Crohn 病、*Helicolacter heilmannii* 以及胃梅毒等的感染、嗜酸性粒细胞胃肠症、头部外伤（Cushing 溃疡），以及全身发烧（Curling 溃疡）等的肉体紧张因素，然后是受灾时精神压力因素。这些诊断方法在本书内有具体介绍，可以参考。

1. 特发性溃疡的特征

排除上述描述以外的，*H.pylori* 阴性且 NSAIDs 阴性的溃疡，被称为特发性溃疡（idiopathic peptic ulcer，IPU）。

在美国、欧洲的部分 *H.pylori* 感染率早就低于日本，在这些欧美国家的 IPU 占整体的比例从 1990 年代开始据称就已接近于 20%[8, 9]。另外，2000 年代后亚洲地区的 IPU 据说可能已经到了 10%~30%[10]。另一方面，据报道称 *H.pylori* 感染率偏高的日本，在 2000 年代前半

期只有 1%~2%[11-13]。但是，在前述 2011 年东日本大地震发生时，对前一年的溃疡成因进行对比调查时发现，虽然是追溯调查的结果，但是 2010 年（与灾害无关的比较对象群体）的 IPU 占整体的 13%，因此作者等普遍认为，溃疡的成因可能已经和日本已有的报告情况发生了较大变化，为此特作为前瞻性多医院共同合作课题开展研究，并收集了 1 年的病例数据。其中，H.pylori 感染阴性诊断中采用了血清抗体效价等 2 种以上方法进行判定。其结果显示，果然 IPU 在前瞻性研究结果中占整体的 12%（46 例）（**图 3**）[14]。其半数为成功除菌后或自然除菌后发生的，被称为 H.pylori 已感染 IPU 的溃疡，剩下的一半是在既无胃黏膜萎缩又未感染 H.pylori 的患者中发生的 IPU。这个结果很有意义，说明在 H.pylori 感染除菌后的溃疡复发群体中，有可能隐藏了具备非 H.pylori·非药物性溃疡风险，隐藏在 H.pylori 感染下而不明确的一些数据。

作者的研究中，虽然已经对 H.pylori 已感染 IPU 与未感染胃中发生的 IPU 特征进行了对比，但 H.pylori 已感染群体的年龄段明显较高，而且偏向男性，有溃疡既往史的患者比例也很高，而在背景疾病、生活习惯、发生部位以及有无出血等方面，两者均发现有明显的差距（**表 2**）[14]。但是，两者的对象病例数量较少，究竟是否应该再做进一步验证，需要期望更大规模的研究成果。

这里，提供一个 H.pylori 未感染胃中发生的特发性胃溃疡的病例。

[**病例 2，图 4**]患者为 30 岁年龄段男性。H.pylori 感染阴性（血清 H.pylori IgG 抗体阴性，活检镜检法阴性），无 NSAIDs 服用史。

无胃黏膜的萎缩，至胃角部位置发现 RAC（regular arrangement of collecting venules），胃窦部前壁上，发现 A1 阶段溃疡，幽门环附近发现伴随糜烂的线状发红。

2. 特发性溃疡的发生原理

IPU 发生原理目前很多还未能明确，与未服用 NSAIDs 的单纯 H.pylori 阳性溃疡相比较

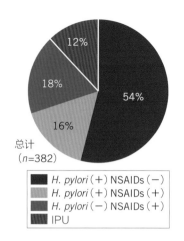

图3 前瞻性多医疗机构联合研究中的溃疡成因（2012 年 4 月 — 2013 年 3 月），46 名特发性溃疡患者中，13 人（3.4%）有 H.pylori 除菌史，10 人（2.6%）无 H.pylori 除菌史，确认有进展期胃萎缩，考虑为自然除菌后

的多元 Logistic 回归分析来看，易发生于拥有糖尿病、高血压、血脂异常等多个动脉硬化症背景疾病的患者身上［比值比 3.8（95% 置信区间 1.3~11.1），P=0.016］[14]。该分析中，年龄（65 岁以上）因素在单一变量分析中有积极意义，而在多元变量分析中却变为无意义因素。而且，易发部位在胃窦部 – 十二指肠球部所占的比例明显更高，特别是未感染 H.pylori 胃中发生的特发性胃溃疡的情况下，其中的 79% 都是集中发生于胃窦部[15]。

而且，对其发生经过进行追溯跟踪结果反映，所有的 IPU 治疗中都曾使用了强效的酸分泌抑制剂——PPI（proton pump inhibitor），IPU 在 3 个月的溃疡治愈率为 77%，相比 H.pylori 阳性溃疡的 95% 明显更低（P < 0.01），当溃疡暂时

表2 特发性溃疡中 H.pylori 已感染（H.pylori-related IPU）与未感染（H.pylori-unrelated IPU）的对比

	H. pylori-related IPU ($n=23$)	H. pylori-unrelated IPU ($n=23$)	P 值
年龄			
平均年龄 ± 标准偏差	71.3 ± 10.7 岁	58.1 ± 18.9 岁	< 0.01
> 60 岁	20（87.0%）	9（39.1%）	< 0.01
性别：男性	20（87.0%）	14（60.9%）	< 0.05
BMI（平均值 ± 标准偏差）	21.9 ± 3.0	26.5 ± 12.7	*n.s.*（0.10）
背景疾病			
高血压	10（43.5%）	10（43.5%）	*n.s.*
血脂异常	4（17.4%）	4（17.4%）	*n.s.*
糖尿病	3（13.0%）	4（17.4%）	*n.s.*
生活习惯			
吸烟 *	7（35.0%）	5（25.0%）	*n.s.*
饮酒 **	10（47.6%）	7（35.0%）	*n.s.*
溃疡既往史	11（47.8%）	4（17.4%）	< 0.05
诊断时药物服用情况			
PPI 或 H$_2$RA	4（17.4%）	4（17.4%）	*n.s.*
提高防御效果制剂	0（0.0%）	0（0.0%）	*n.s.*
内镜特征			*n.s.*
GU/DU/GDU	19 / 3 / 1	14 / 7 / 2	*n.s.*
出血性溃疡	8（34.8%）	9（39.1%）	*n.s.*
多发性溃疡	7（30.4%）	7（30.4%）	*n.s.*
溃疡尺寸 > 10mm	12（52.2%）	12（52.2%）	*n.s.*

确认有除菌史的 13 例 + 推断经自然除菌的 10 例（目前无感染，伴有进展期胃萎缩的病例）
*：6 例不明确；**：5 例不明确；连续变数用 Student-t 检验、名义变数用 Fisher 的直接概率检验进行比较
BMI：体重指数，GU：胃溃疡，DU：十二指肠溃疡，GDU：胃十二指肠溃疡，IPU：特发性溃疡，PPI：质子泵抑制剂，H$_2$RA：H$_2$-受体拮抗剂，*n.s.*：无记录
〔Kanno T, et al. A multicenter prospective study on the prevalence of H elicobacter pylori-negative and NSAIDs-negative idiopathic peptic ulcers in Japan. J Gastroenterol Hepatol 30：842-848, 2015 基础上修改〕

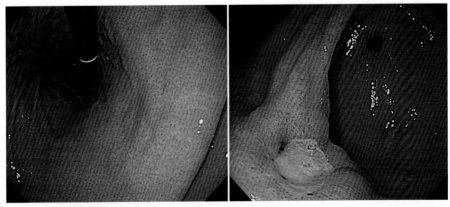

a | b

图4 [病例2] *H.pylori* 未感染胃中所见特发性胃溃疡
a 反转操作观察为角部，未确认萎缩，胃角部小弯处有 RAC。
b 胃窦部前壁上发现近圆形 10mm 大的 A1 阶段溃疡。

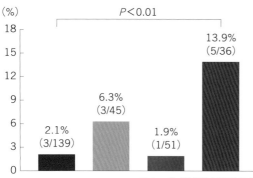

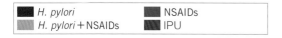

Fisher 的直接概率检验比较

| ■ H. pylori | ■ NSAIDs |
| H. pylori+NSAIDs | IPU |

图5 溃疡治愈后复发率的不同成因对比

〔Kanno T, et al. Helicobacter pylori–negative and non–steroidal anti–inflammatory drugs–negative idiopathic peptic ulcers show refractoriness and high recurrence incidence：Multicenter follow–up study of peptic ulcers in Japan. Dig Endosc 2：8556–563, 2016 基础上修改〕

被治愈后的复发率也比单纯的 *H.pylori* 阳性溃疡来说要明显更高（**图5**，*P* < 0.01）[16]。这类既难治、又容易复发的特点与国外的 IPU 论文结果也一致[17, 18]，在日本还并没有太多的类似报告，希望能继续积累病例数据，并且保持长期跟踪以求做出更好的对应。2015 年，日本消化器官病学会发行《消化性溃疡诊疗指南（2015）》的修订版，其中对于 IPU 的治疗给出了使用 PPI 的建议，也指出验证维持治疗的必要性和预防措施，但还缺乏更多的论证[19]。

总结

　　非 *H.pylori*·非药物性溃疡如今占溃疡整体的 12%，已经不是偶发性疾病。前半部分提到的受灾时精神压力导致的溃疡只不过是临时性的变化，易发部位也和普通的非 *H.pylori*·非药物性溃疡不同。对于因动脉硬化性疾病等慢性因素背景而反复发作的 IPU，需要与受灾时溃疡分离，单独考虑其成因、治疗以及预防复发的方案，并且及早建立论证依据的收集程序。

参考文献

[1] Kanno T, Iijima K, Abe Y, et al. Peptic ulcers after the Great East Japan earthquake and tsunami：possible existence of psychosocial stress ulcers in humans. J Gastroenterol 48：483-490, 2013

[2] Aoyama N, Kinoshita Y, Fujimoto S, et al. Peptic ulcers after the Hanshin-Awaji earthquake：increased incidence of bleeding gastric ulcers. Am J Gastroenterol 93：311-316, 1998

[3] Kanno T, Iijima K, Abe Y, et al. Hemorrhagic ulcers after Great East Japan Earthquake and Tsunami：features of post-disaster hemorrhagic ulcers. Digestion 87：40-46, 2013

[4] Fujisawa T, Kumagai T, Akamatsu T, et al. Changes in seroepidemiological pattern of Helicobacter pylori and hepatitis A virus over the last 20 years in Japan. Am J Gastroenterol 94：2094-2099, 1999

[5] Kawai T, Yamamoto K, Fukuzawa M, et al. Helicobacter pylori infection and reflux esophagitis in young and middle-aged Japanese subjects. J Gastroenterol Hepatol 25（Suppl 1）：S80-85, 2010

[6] Kanno T, Iijima K, Koike T, et al. Accommodation in a refugee shelter as a risk factor for peptic ulcer bleeding after the Great East Japan Earthquake：a case-control study of 329 patients. J Gastroenterol 50：31-40, 2015

[7] Haubrich WS, Schaffner F, Berk JE. Bockus Gastroenterology, 5th ed. W.B. Saunders, Philadelphia, 1995

[8] Ciociola AA, McSorley DJ, Turner K, et al. Helicobacter pylori infection rates in duodenal ulcer patients in the United States may be lower than previously estimated. Am J Gastroenterol 94：1834-1840, 1999

[9] Meucci G, Di Battista R, Abbiati C, et al. Prevalence and risk factors of Helicobacter pylori-negative peptic ulcer：a multicenter study. J Clin Gastroenterol 31：42-47, 2000

[10] Iijima K, Kanno T, Koike T, et al. Helicobacter pylori-negative, non-steroidal anti-inflammatory drug：negative idiopathic ulcers in Asia. World J Gastroenterol 21：7709-7717, 2015

[11] Aoyama N, Shinoda Y, Matsushima Y, et al. Helicobacter pylori- negative peptic ulcer in Japan：which contributes most to peptic ulcer development, Helicobacter pylori, NSAIDS or stress? J Gastroenterol 35（Suppl）：33-37, 2000

[12] Nishikawa K, Sugiyama T, Kato M, et al. Non-Helicobacter pylori and non-NSAID peptic ulcer disease in the Japanese population. Eur J Gastroenterol Hepatol 12：635-640, 2000

[13] Ootani H, Iwakiri R, Shimoda R, et al. Role of Helicobacter pylori infection and nonsteroidal anti-inflammatory drug use in bleeding peptic ulcers in Japan. J Gastroenterol 41：41-46, 2006

[14] Kanno T, Iijima K, Abe Y, et al. A multicenter prospective study on the prevalence of Helicobacter pylori-negative and NSAIDs-negative idiopathic peptic ulcers in Japan. J Gastroenterol Hepatol 30：842-848, 2015

[15] Iijima K, Kanno T, Abe Y, et al. Preferential location of idiopathic peptic ulcers. Scand J Gastroenterol 51：782-787, 2016

[16] Kanno T, Iijima K, Abe Y, et al. Helicobacter pylori-negative and non-steroidal anti-inflammatory drugs-negative idiopathic peptic ulcers show refractoriness and high recurrence incidence：Multicenter follow-up study of peptic ulcers in Japan. Dig Endosc 28：556-563, 2016

[17] Hung LC, Ching JY, Sung JJ, et al. Long-term outcome of Helicobacter pylori-negative idiopathic bleeding ulcers：a prospective cohort study. Gastroenterology 128：1845-1850, 2005

[18] Wong GL, Wong VW, Chan Y, et al. High incidence of mortality and recurrent bleeding in patients with Helicobacter pylori- negative idiopathic bleeding ulcers. Gastroenterology 137:525-531, 2009

[19] 日本消化器病学会（編）. 消化性潰瘍診療ガイドライン 2015, 改訂第2版. 南江堂, p 164, 2015

Summary

Gastric Ulcers with Neither Helicobacter pylori Infection nor Non-steroidal Anti-inflammatory Drugs

Takeshi Kanno[1, 2], Katsunori Iijima[3],
Tomoyuki Koike[1], Waku Hatta,
Nobuyuki Ara, Kiyotaka Asanuma,
Naoki Asano, Akira Imatani,
Tooru Shimosegawa

Peptic ulcers caused neither by Helicobacter pylori infection nor by nonsteroidal anti-inflammatory drugs are termed as IPU (idiopathic peptic ulcers) and show a 12% prevalence rate among Japanese patients with peptic ulcers. Based on the research after the 2011 Great East Japan earthquake, psychological stress during large-scale disasters is newly recognized as an independent risk factor for peptic ulcers.

When not experiencing a disaster, IPUs are ordinary clinical situations, possibly having the following features: 1) underlying comorbid arteriosclerosis, particularly in the antrum of the stomach, often showing refractoriness and 2) a high recurrence rate. Differences between H. pylori-unrelated IPUs and IPUs after eradication therapy of H. pylori are still unclear, and additional large-scale studies are needed for clarification.

[1] Department of Gastroenterology, Tohoku University Hospital, Sendai, Japan
[2] Graduate Medical Education Center, Tohoku University Hospital, Sendai, Japan
[3] Department of Gastroenterology, Akita University Hospital, Akita, Japan

儿童胃溃疡

中山佳子[1]

摘要● 儿童消化性溃疡属于较为稀少的病例，相对于胃溃疡来说十二指肠溃疡要多出 1.5~10 倍。除 *H.pylori* 感染以外的胃溃疡成因一般为继发性溃疡占多，可分为有感染症、Zollinger-Ellisn 综合征等的酸分泌亢进性、嗜酸细胞性胃肠炎等的过敏症、NSAIDs 等的药物性、精神身体紧张等多种。急性胃黏膜病变一般会伴随反复呕吐与消化道出血等急性腹部疾病发生，青少年的话可能会涉及初次感染 *H.pylori*。儿童的情况下也同样，上消化道内镜检查对胃溃疡诊断有积极作用，特别是黏膜活检的病理组织学方面的原因追究过程非常重要。

关键词　儿童　胃溃疡　H.pylori　AGML　嗜酸细胞性胃肠炎

[1]信州大学医学部小儿医学教室　〒390-8621 松本市旭 3 丁目 1-1
E-mail : ynaka@shinshu-u.ac.jp

前言

本文在儿童的胃溃疡流行病学、诊断、病因与内镜判断、治疗相关的普通知识的基础上，通过自检病例的内镜图像，对儿童胃溃疡概况进行介绍。

流行病学

儿童的消化性溃疡发病率，以美国儿童住院患者为对象的数据研究结果来看，推测在 0.5~4.4/100 000[1]。根据国外的报告，实施上消化道内镜检查（esophagogastroduodenoscopy）的儿童中 2%~15% 被诊断为消化性溃疡[2-7]，而十二指肠溃疡与胃溃疡的比例为 1.5~10∶1，十二指肠占了绝大多数[2-6]。

日本还没有展开针对普通儿童为对象的大规模免疫学研究，根据 1987 年芦田等[8]的报告，实施内镜检查的 226 例儿童中，大约一成被诊断为消化性溃疡，其中胃溃疡 3 例，十二指肠溃疡 29 例。作者所在医院最近 10 年所经历的消化性溃疡中，胃溃疡为 5 例，十二指肠溃疡为 32 例。胃溃疡的平均年龄在 7.0 ± 3.4 岁，比十二指肠溃疡的 12.6 ± 3.9 岁有略年轻的趋势。

诊断

对有腹痛、恶心、呕吐、上消化道出血、贫血、体重增加不良、上腹部压痛等症状的调查结果，疑似为消化性溃疡的儿童，采用溃疡确认诊断，以及针对出血等并发症治疗的 EGD 具有积极作用。并且，胃黏膜活检下的 *Helicobacter pylori*（*H.pylori*）感染诊断及胃炎评价，嗜酸细胞性胃肠炎等的原因追究，也会对之后的治疗方针产生较大的影响。为此，一旦确认儿童有消化性溃疡的，只要不涉及活检禁忌事项，都建议实施黏膜活检。

儿童的内镜检查中也有儿童特有的一些注意事项，可参考近期即将公开的《儿童消化器官内镜指南》。

表1 儿童胃溃疡的诱因

- **感染症**
  Helicobacter pylori、结核菌、巨细胞病毒、单纯性疱疹病毒、甲型流感病毒、Epstein-Barr 病毒、带状疱疹病毒、肠兰伯氏鞭毛虫、念珠菌属、隐孢子虫
- **酸分泌亢进性**
  Zollinger-Ellison 综合征（特发性、MEN1）、短肠综合征、甲状旁腺功能亢进、囊包性纤维症、全身性肥胖细胞症
- **嗜酸细胞性胃肠炎、过敏性**
- **炎症性肠疾病**
  Crohn 病
- **胶原性胃炎**（collagenous gastritis）
- **全身性疾病**
  慢性肉芽肿病、肾功能障碍、IgA 血管炎（Henoch-Schonlein 紫斑病）、Satoyoshi 综合征
- **压力**
  分娩、外伤、发烧、手术、败血症、休克、头盖内压亢进等
- **运动诱发性**
- **药物性**
  NSAIDs、阿司匹林、类固醇、抗肿瘤药、抗痉挛药（丙戊酸）、酒精、钾、氯化物、铁、半胱胺、长期氟化合物
- **误饮腐蚀性物质**
- **辐射**
- **原因不明**

MEN1：多发性内分泌腺瘤病 1 型，NSAIDs：非甾体类抗炎药

主要疾病形态、病因与内镜图像

儿童消化性溃疡疾病生理形态与成人同样，都可用攻击因素与防御因素的平衡性来说明。儿童胃溃疡中，急性继发性较多，十二指肠溃疡则慢性占多[9]。H.pylori 感染与 NSAIDs（nonsteroidal anti-inflammatory drugs）溃疡是造成儿童溃疡的主要因素。另一方面，也有报告称非 H.pylori · 非 NSAIDs 的继发性溃疡占 36%[2]，其原因包括 H.pylori 以外的感染病，嗜酸细胞性肠胃炎、全身性疾病，和含分娩医疗行为的各种身体压力等各种因素（表1）。

1. 急性胃黏膜病变（AGML）

急性胃黏膜病变（acute gastric mucosal lesion, AGML）虽然属于急性胃炎的分类，但作为儿童

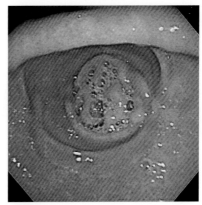

图1 患者 5 岁，AGML 发病 1 个月后内镜检查图像，胃前底部发现 S1 期对吻性溃疡瘢痕。H.pylori 首次感染后自然除菌

胃病变的比例较高，所以本文从临床学角度出发，也将其包含在内。

儿童 AGML 的原因有感染病、药物性、压力等。H.pylori 的初始感染下的 AGML，都会伴随儿童到学龄儿童期的突发性腹痛，如咖啡残渣状的反复呕吐症状，内镜检查特点为幽门胃窦部多发性不规则溃疡和糜烂。发病初期伴随血色素附着的溃疡较多，自服用酸分泌抑制剂后，半天左右症状可消失，1 个月后为溃疡瘢痕（图1）。

很多情况都是因剧烈腹痛与消化道出血而紧急住院，但需要内镜止血术的消化道出血情况较少，作者所在医院对临床症状上疑似为 AGML 的儿童病例，都先用腹部超声波检查环形增厚，不进行急性期的紧急内镜检查而采用酸分泌抑制剂静脉注射的内科治疗。并为了确定诊断与原因细查而预定内镜检查，原因细查包括黏膜活检。H.pylori 抗体检查阴性且 H.pylori 感染检查阳性（尿素呼气检测、便中抗原检查、培养、病理检查的任意一项为阳性）的情况下，即视为 H.pylori 初始感染。要么自然除菌，要么慢性持续感染。对于慢性感染的，在几个月的过程观察后判断是否适合除菌治疗。本院在以往 10 年间经历的 H.pylori 阳性胃溃疡的 4 个病例中，3 例是胃窦部的多发性溃疡，结合临床症状考虑为 AGML 后的过程。

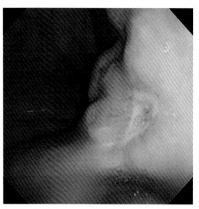

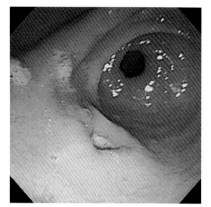

图2 患者 7 岁。伴随 *H.pylori* 感染的慢性溃疡过程，胃角部后壁上发现 H2 阶段的单发性溃疡。除菌治疗后无复发

图3 患者 2 岁。骨髓移植前处理过程中，发现伴随 CMV 感染的 A2 阶段溃疡

3 例中有 2 例经历 *H.pylori* 的自然除菌，剩下的 1 例仍在慢性持续感染而接受除菌治疗。年龄为 5~10 岁，相对于 *H.pylori* 阳性的十二指肠溃疡易发于青春期年龄段来说偏小，家族成员中均有 *H.pylori* 带菌者（双亲或兄弟）。

2.H.pylori 感染

2004 年 Kato 等 [10] 发现日本儿童的胃溃疡的 44%，十二指肠溃疡的 83% 均感染了 *H.pylori*，并通过除菌治疗使溃疡复发得到有效控制。而国外的儿童胃溃疡的 *H.pylori* 感染率为 10%~33% 的低值 [2, 4, 5]。除菌治疗后的溃疡复发率较低，Tam 等 [5] 对 22 例的消化性溃疡儿童，从中间值开始跟踪 31 个月，仅在 1 例十二指肠溃疡（4.5%）上确认了 *H.pylori* 阴性的复发，而胃溃疡群体上未发现 1 例复发病例。

作者所在医院经历的胃溃疡 5 个病例中，*H.pylori* 感染为 4 例（80%），显示慢性溃疡过程的仅有 1 例，属于胃角部的 H2 阶段溃疡（**图2**）。本病例是从家庭成员搜索结果中发现有 *H.pylori* 带菌者而确认的，应用 H_2 受体阻断药反应的 1~2 天内反复 2 次呕吐，并查出胃溃疡。腹痛情况非常轻微，仅从临床症状上很难判定是胃溃疡。通过该病例，我们考虑针对具有 *H.pylori* 感染家族史且有症状反应的儿童患者，在内镜检查之前应先实施非侵入型的 *H.pylori* 感染诊断，并在早期及时做出消化性溃疡诊断的可能性判定。

3.H.pylori 以外的感染症

巨细胞病毒（cytomegalovirus，CMV）导致的消化道病变，容易在免疫力不完善（先天性、后天性、移植后免疫抑制药物使用病例等）、早产儿身上发生，但也有报告称在无基础疾病的儿童的幽门胃窦部与胃体部上，胃溃疡相合并的情况 [11]。从胃黏膜判断结果来看，存在正常、胃壁肥厚（包括 menetrier 病）、糜烂性发红、结节、假瘤、糜烂、溃疡等多种情况，溃疡病变中也存在出血及穿孔共存现象。从病理组织学方面判断来看，溃疡底及溃疡周边黏膜的核内包涵体较有特征性。诊断方法可在免疫组织染色基础上，采取活检黏膜的 CMV 的 PCR（polymerase chain reaction）检查，得出的诊断精度更高。

图 3 是骨髓移植的前期处理中，在发生全身性 CMV 感染和柏油便的儿童身上发现的，幽门胃窦部的胃溃疡。溃疡周边的黏膜活检中，CMV 的 PCR 检查阳性。

Candida species（念珠菌属）对胃黏膜的感染，容易在重症新生儿、营养状况较差的儿童、重度发烧、免疫力不完善的儿童上发生。另一方面，也有报告称在免疫力完全的健康儿童身上，发现 *Candida tropicalis* 导致的胃穿孔现象 [12]。摄入酸分泌抑制剂有可能会助长胃内的 *Candida*

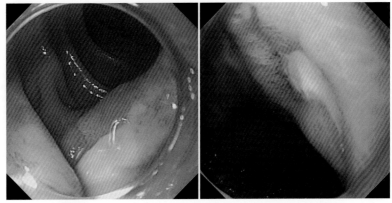

图4 患者为 10 岁年龄段，因反复呕吐诊断出嗜酸细胞胃肠炎
a 因 PPI 减少，上十二指肠角到下行脚段有 A2 阶段大小的十二指肠溃疡复发。
b 继续实施的内镜检查下，发现胃体中部小弯到后壁上存在 H2 阶段胃溃疡，因嗜酸性细胞胃肠炎的控制不良，暂时用全身性类固醇诱导缓解治疗。

感染，对于具有酸分泌抑制剂抵抗作用的溃疡，可作为 *Candida* 感染来鉴定。

4. 嗜酸细胞性胃肠炎、过敏症

嗜酸细胞性胃肠炎的胃病变以及嗜酸细胞性胃炎的内镜判断结果上，有黏膜脆弱、发红、糜烂、溃疡、褶皱肿大、结节性变化、假息肉等多种，易发于胃窦部[13]。诊断上必须要确认病理组织下的嗜酸性细胞浸润情况。可能会有蛋白漏出性胃肠病以及胃流出道梗阻并发现象。

作者所在医院经历的嗜酸细胞性胃肠炎的儿童病例有增加的趋势。对反复呕吐的细查中曾发现十二指肠溃疡（**图4**），治疗过程中有并发胃溃疡（**图4**）。十二指肠、胃黏膜病理组织中存在嗜酸细胞浸润情况的嗜酸细胞性胃肠炎内镜图像可参考**图4**。本病例是在急性发病期内采取短期的全身性类固醇与质子泵抑制剂（proton pump inhibitor，PPI）治疗，在持续 PPI 治疗的同时排除经验性特异抗原（奶制品、小麦），并同时采取白三烯拮抗剂、抗过敏药维持治疗。

5. 炎症性肠疾病

炎症性肠疾病是儿童易发的 Crohn 病引发的上消化道疾病的典型特征，一般为胃的局灶增强性胃炎（focally enhanced gastritis）、竹节状糜烂等。

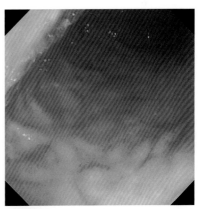

图5 患者为 10 岁年龄段，Satoyoshi 病腹泻的细查中，发现多发性 S2 阶段胃溃疡瘢痕

而且，Crohn 病的诱导缓解疗法中也曾经发生过十二指肠溃疡的并发症。

6. 全身性疾病

慢性肉芽肿病、IgA 血管炎、肾功能不全等疾病中常见胃溃疡并发症。Satoyoshi 病（全身抽筋病）的治疗过程中并发腹泻，并在胃与小肠发现病变的胃黏膜，判断结果可参考**图5**。该病例中胃病变呈网眼状瘢痕，并伴有黏膜下隆起、溃疡。

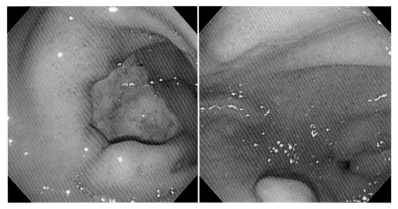

图6 患者 11 岁，因贫血被诊断为胃溃疡

a | b

a 幽门胃窦部发现 A2 阶段胃溃疡，各种检查下原因不明确。采用 PPI 与黏膜防御药无法治愈溃疡，之后合用前列腺素。
b 15 岁时溃疡结痂化，18 岁可暂时停用药剂。

7. 药物性

Huang 等[2] 认为，儿童胃溃疡中 NSAIDs 溃疡占整体的 47%，短期内针对发热性疾病的用药，出血性溃疡较多。NSAIDs 导致的消化道黏膜障碍与成人一样，从伴随浅表糜烂到重度消化道出血溃疡等形态多样化。对风湿性疾病等的长期用药，过度的 NSAIDs、类固醇等与其他药物合用是发病的首要风险因素，但偶然也有短期的布洛芬摄入而并发胃流出口梗阻的病例报告[14]。对于既有消化性溃疡既往史，但又需要持续 NSAIDs 治疗的病例，建议采用预防性 PPI 或米索前列醇并用方案。

8. 原因不详

在经过各种溃疡原因细查后仍未能确定的原因不详的慢性溃疡病例可参考图6病例。本病例是患者 11 岁时因贫血发现幽门环附近存在深度溃疡（图6a），之后 PPI 与黏膜防御药并用未能使之结痂化，再追加前列腺素。从发病开始 4 年后开始结痂化（图6b）。最终在 18 岁判断可停用药物。

总结

因篇幅有限无法对治疗方法进行详尽描述，但与成人同样，首先应判断是否适应出血、穿孔、梗阻等并发症的对应治疗。

接下来再考虑采取症状缓解及溃疡结痂化的酸分泌抑制剂，或者根据病因采取防复发措施。截至 2016 年 12 月，有儿童用法用量的专用型酸分泌抑制剂只有罗沙替丁（不包括新生儿、婴幼儿）。而且，埃索美拉唑对 1 岁以上儿童酸关联疾病的临床试验已经结束，在不远的将来，儿童的用量用法可望被纳入保险范围内。

参考文献

[1] Brown K, Lundborg P, Levinson J, et al. Incidence of peptic ulcer bleeding in the US pediatric population. J Pediatr Gastroenterol Nutr 54:733-736, 2012

[2] Huang SC, Sheu BS, Lee SC, et al. Etiology and treatment of childhood peptic ulcer disease in Taiwan：a single center 9-year experience. J Formos Med Assoc 109:75-81, 2010

[3] El Mouzan MI, Abdullah AM. Peptic ulcer disease in children and adolescents. J Trop Pediatr 50:328-330, 2004

[4] Roma E, Kafritsa Y, Panayiotou J, et al. Is peptic ulcer a common cause of upper gastrointestinal symptoms? Eur J Pediatr 160:497-500, 2001

[5] Tam YH, Lee KH, To KF, et al. *Helicobacter pylori*-positive versus *Helicobacter pylori*-negative idiopathic peptic ulcers in children with their long-term outcomes. J Pediatr Gastroenterol Nutr 48:299-305, 2009

[6] Hernández C, Serrano C, Einisman H, et al. Peptic ulcer disease in *Helicobacter pylori*-infected children：clinical findings and mucosal immune response. J Pediatr Gastroenterol Nutr 59:773-778, 2014

[7] Kalach N, Bontems P, Koletzko S, et al. Frequency and risk fac-

tors of gastric and duodenal ulcers or erosions in children : a prospective 1-month European multicenter study. Eur J Gastroenterol Hepatol 22:1174-1181, 2010

[8] 芦田潔, 名木田章, 奥村泰啓, 他. 小児の胃・十二指腸潰瘍の治療と経過. 消化器科 6:366-370, 1987

[9] Sherman PM. Peptic ulcer disease in children. Diagnosis, treatment, and the implication of *Helicobacter pylori*. Gastroenterol Clin North Am 23:707-725, 1994

[10] Kato S, Nishino Y, Ozawa K, et al. The prevalence of *Helicobacter pylori* in Japanese children with gastritis or peptic ulcer disease. J Gastroenterol 39:734-738, 2004

[11] Alanazi AH, Aldekhail WM, Jewell L, et al. Multiple large gastric ulcers as a manifestation of cytomegalovirus infection in a healthy child. J Pediatr Gastroenterol Nutr 49:364-367, 2009

[12] Faure-Fontenla MA, Bracho-Blanchet E, Yañez-Molina C, et al. Gastric perforation with *Candida tropicalis* invasion in a previously healthy girl. Mycoses 40:175-177, 1997

[13] Ko HM, Morotti RA, Yershov O, et al. Eosinophilic gastritis in children : clinicopathological correlation, disease course, and response to therapy. Am J Gastroenterol 109:1277-1285, 2014

[14] Gobbi D, Billi P, Fascetti Leon F, et al. Pneumatic pyloric dilatation for the treatment of gastric outlet obstruction in a child. Pediatr Int 55:382-385, 2013

Summary

Gastric Ulcer in Children

Yoshiko Nakayama[1]

The rate of occurrence of peptic ulcer disease is low in childhood, with a predominance of duodenal ulcers over gastric ulcers (1.5-10 : 1). Apart from the gastric ulcers caused by *Helicobacter pylori*, most gastric ulcers in children are secondary to and associated with underlying disorders such as infections ; hypersecretory state, as in Zollinger-Ellison syndrome ; eosinophilic gastroenteritis with allergy ; use of medications such as NSAIDs ; or extreme physiologic stress.

Patients with AGML (acute gastric mucosal lesion) present with acute abdomen, frequent vomiting, and hematemesis. AGML appears in young children as an acute infection of *H. pylori*.

The role of endoscopy in the diagnosis of gastric ulcer is crucial to visualize the gastric mucosal abnormalities, and more importantly, to obtain tissue biopsies for the diagnosis of etiology.

[1] Department of Pediatrics, Shinshu University School of Medicine, Matsumoto, Japan

吻合口溃疡

野村 幸世[1]

春间 贤[2, 3]

摘要 ● 吻合口溃疡自从胃切除术普及化之后，曾经一度被认为是发生率较高的术后晚期并发症。但是，针对溃疡的手术已经大幅减少，容易发生于吻合口较远侧的狭义的吻合处溃疡正在减少。为此，胃癌手术后的长期存活率也得到了增加。此类情况下，胃黏膜萎缩程度加剧，并且迷走神经因淋巴结解剖而被切断，容易产生低酸环境。而且，随着年龄的增长，NSAIDs 服用机会也会增多，那么就势必导致吻合口较近位置的广义吻合口溃疡的增加。此类情况下，*H.pylori* 的除菌对吻合口溃疡的治疗起到积极作用，因此需要结合吻合口溃疡的原因采取适当治疗。

关键词 吻合口溃疡　胃切除术后综合征　除菌　**H.pylori**　消化性溃疡

[1] 東京大学大学院医学系研究科消化管外科
　〒113-0033 東京都文京区本郷7丁目3-1　E-mail : snomura-gi@umin.ac.jp
[2] 川崎医科大学総合医療センター総合内科学2
[3] 川崎医療福祉大学医療技術学部臨床検査学科

前言

吻合口溃疡自胃切除术普及化之后，曾经一度被认为是发生率较高的术后晚期并发症。但是随着 H_2 受体阻断药、PPI (proton pump inhibitor) 的登场，使胃溃疡、十二指肠溃疡的手术概率大幅度减少。并且，随着胃癌的化学疗法进步，有望实现长期生存率的病例正在不断增加。当然，随着预后期的延长，考虑晚期并发症的必要性也愈发明显，同时残留胃的背景黏膜也随之发生时代性变化。本文将针对这些吻合口溃疡的时代变化，阐述其原因和对应治疗方法。

吻合口溃疡的定义

吻合口溃疡的概念是于 1899 年由 Braun[1] 根据胃空肠吻合术后的吻合处空肠处发生的溃疡病例而提出来的。

之后，吻合口溃疡这一词汇，逐步开始被运用于幽门侧胃切除 +Billroth Ⅱ法重建、以及 Billroth Ⅰ法重建、Roux-en-Y 法重建后的吻合口附近空肠或十二指肠产生的溃疡的称呼上。狭义的吻合口溃疡的定义应该特指胃空肠或者十二指肠吻合口附近较远距离侧产生的溃疡（**图 1**）。

但是，后文也会提到，最近，吻合口近距离侧发生的相对概率有所提高，也就是靠近胃侧发生的溃疡更多（**图 2~ 图 4**）。其原因可能与狭义的吻合口溃疡不同，如果把这个也当作吻合口发生的溃疡的话，那么应该属于广义的吻合口溃疡范畴内[2]。本文将针对广义的吻合口溃疡进行介绍。

流行病学

根据全日本数据统计，首次手术后 5 年内 2/3 会发病，占全手术病例的 0.4%~3.3%。多发于男性，原有疾病一般以十二指肠较多[2, 3]。

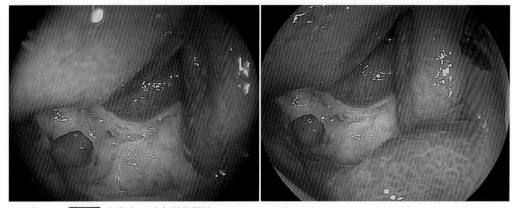

a | b

图1 患者为 30 岁年龄段男性

十二指肠溃疡穿孔术后产生吻合口溃疡。吻合口远侧产生（从 **a** 还是 **b** 发生不明确），属于狭义的吻合口溃疡。

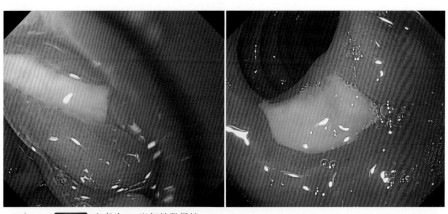

a | b

图2 患者为 60 岁年龄段男性

吻合口靠近胃侧发现溃疡。属于广义的吻合口溃疡。

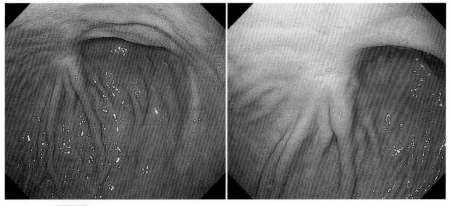

a | b

图3 患者为 60 岁年龄段男性

胃癌术后的吻合口溃疡。靠近吻合口，在前壁侧发现溃疡结痂。

与正常的消化性溃疡相比发生出血、穿孔、梗阻等的并发症概率高达 30%[4]。

但是，最近能看到狭义的吻合口溃疡的情况相比以前越来越少。可能是因为对于良性溃疡的手术早已被 H_2 受体阻断药以及 PPI 所取代造成的。

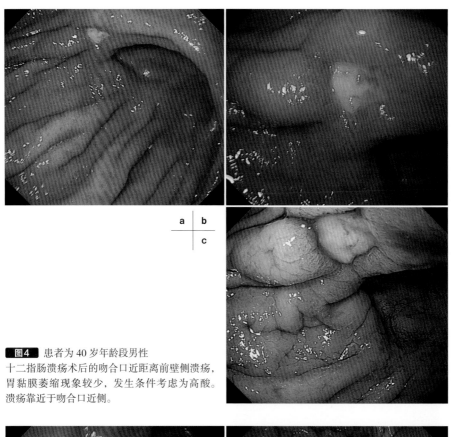

| a | b |
| --- | c |

图4 患者为 40 岁年龄段男性
十二指肠溃疡术后的吻合口近距离前壁侧溃疡，
胃黏膜萎缩现象较少，发生条件考虑为高酸。
溃疡靠近于吻合口近侧。

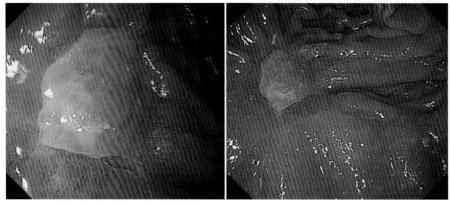

| a | b |

图5 患者为 70 岁年龄段男性
30 岁左右实施的十二指肠溃疡手术，之后未发生吻合口溃疡，但是因腰痛在发病 2 周之前一直服用"乐松"而产生的吻合口溃疡。

　　为此，经常能遇见广义的吻合口溃疡，也就是吻合口靠近胃侧出现的溃疡。接下来要阐述的，并非完全以科学数据为依据的，而是以作者本人每天经历的临床方面的经验来看，广义的吻合口溃疡在胃癌手术后也会发生。而且，也存在初次手术后长期生存条件下，随患者逐渐高龄，或者因其他疾病服用 NSAIDs（nonsteroidal anti-inflammatory drugs）等药物而首次发生广义的吻合口溃疡的情况（**图5~图7**）。

　　狭义的吻合口溃疡据报道称会伴随严重的并发症（**图8**）[4]。所幸在印象中，广义的吻合口溃疡伴随出血、穿孔、梗阻的发生率并不是很高。

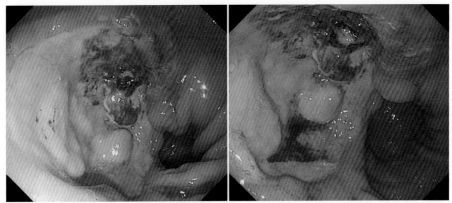

图6 患者为 80 岁年龄段男性。胃癌术后，胃切除 1 年后因心绞痛插入支架。因风湿性多发性肌痛症内服 NSAIDs、普利多宁而引发吻合口溃疡，深度有出血，有并发症风险

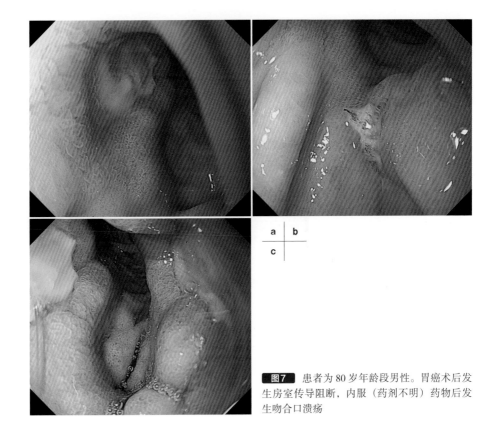

a | b

c |

图7 患者为 80 岁年龄段男性。胃癌术后发生房室传导阻断，内服（药剂不明）药物后发生吻合口溃疡

原因

狭义的吻合口溃疡基本上都是和高酸有关系[4]。以下详细描述。

1. 迷走神经性酸分泌

虽然属于正常的酸分泌刺激，但对于已经接受溃疡手术的胃来说，属于高酸分泌环境。对于这种胃，一般认为是由于壁细胞分布高密度区域的胃切除术不充分造成的。

2. 幽门窦空置（幽门窦残留）

胃泌素分泌部位的幽门窦黏膜残留而引起的高酸分泌。在进行 Billroth II 法重建，或 Roux-en-Y 法重建时，当十二指肠端头有幽门窦黏膜残留的话，该部位不被胃酸接触，因此胃泌素分

泌得不到控制，从而引起的溃疡。

3. 促胃液素瘤

虽然发生概率不高，但遇到治疗瓶颈时也可以考虑有促胃液素瘤存在的可能性。

对此，如果是广义的吻合口溃疡，就未必是高酸引起的。在胃癌手术中基本都是次全切除术，壁细胞高密度的区域基本不存在，而且，小弯侧第1、第3号淋巴结也被切割，迷走神经胃支也无残留。再加上淋巴结切割的同时血管也被切断。结合以上原因，考虑可能是不同于狭义的吻合口溃疡的原因所造成的。

4.Helicobacter pylori (H.pylori) 的持续感染

这可能是和吻合口产生溃疡没有直接相关性的，但曾经也遇到过 H.pylori 除菌后吻合口溃疡被治愈的病例（后述），因此考虑也有可能是成因之一。

5. 血流障碍

特别是胃癌手术后，考虑因淋巴结切除血管也随之切除，造成吻合口血流不畅而形成溃疡。

6.NSAIDs

NSAIDs 与非切除胃一样，也有可能产生吻合口溃疡。因溃疡而实施的广义胃切除、或者对胃癌实施的幽门侧胃切除术经过长期生存期后的患者逐渐高龄，会出现因心血管类疾病服用 NSAIDs 的情况。这种时候，就算在术后从来没有吻合口溃疡的既往史，也有可能引起吻合口溃疡，需要特别留意。而且，此类情况下，也有可能与高龄带来的动脉硬化等存在一定关联性。

7. 炎症性肠疾病

炎症性肠疾病的部分症状可能会并发吻合口溃疡。

治疗

所有治疗都应遵循以发生原因为基础的原则，但从实验临床方面的实际情况来看，首先都会采用PPI的治疗方法。如果无法用PPI治愈的，才会考虑其他原因和治疗方法。实际上，随着 P-CAB（potassium-competitive acid blocker）的出现，PPI 更具成效，有望起到更大的积极作用。

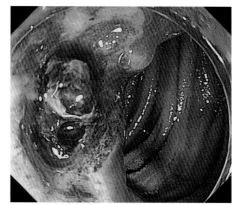

图8 患者为50岁年龄段女性。伴随十二指肠溃疡穿孔术后出血的狭义的吻合口溃疡

对于迷走神经性酸分泌，PPI 的作用显著。幽门窦空置的诊断比较困难，需要证明高胃泌素血症。非切除胃的情况下，为测量血液中胃泌素值时需要先停用 PPI，而在所有幽门窦都被切除前提的病例中，原本产生胃泌素的部位也应该不存在了，所以可以无须停止 PPI 而直接测量血液中胃泌素值。如果血液中胃泌素值偏高，那么就考虑可能是幽门窦空置，或者有胃泌素瘤。如果有双气囊内镜检查设施，就可以插入输入环，观察到幽门窦空置的情况。这些均是以外科切除为治疗方法的。

关于 H.pylori 的除菌方面，目前意见有分歧[4]。有报道称，吻合口溃疡一般是高酸引起的，所以应避免进行 H.pylori 除菌，恢复胃黏膜的萎缩，从而增加酸分泌的操作[5, 6]。

但是，如前文所述，按照广义的吻合口溃疡来看，未必一定是高酸引起的。而且，就算是由高酸引起的，比如在正常的十二指肠溃疡中，虽然是由高酸引起的，但 H.pylori 除菌却起到了治疗作用。作者认为，H.pylori 如果是阳性的，那么对吻合口溃疡也有必要实施除菌操作。

NSAIDs 服用者的吻合口溃疡，治疗的第一步就是尽量停止服用 NSAIDs。但是如果在因其他疾病不得不继续服用的情况下，就应和普通的消化性溃疡一样，使用 PPI 疗法。如果 H.pylori 呈阳性，则考虑除菌[7]。之后会具体介绍

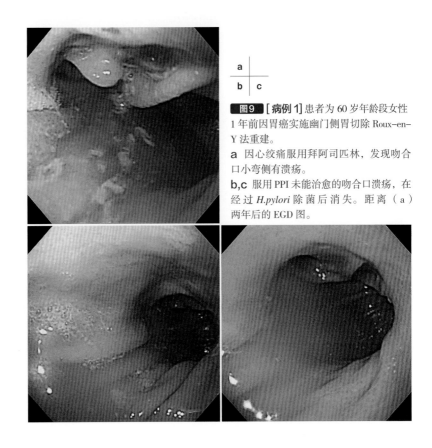

a	
b	c

图9 [**病例1**] 患者为 60 岁年龄段女性 1 年前因胃癌实施幽门侧胃切除 Roux-en-Y 法重建。

a 因心绞痛服用拜阿司匹林，发现吻合口小弯侧有溃疡。

b,c 服用 PPI 未能治愈的吻合口溃疡，在经过 *H.pylori* 除菌后消失。距离（a）两年后的 EGD 图。

NSAIDs 导致吻合口溃疡通过除菌治愈的病例。

如果是血流障碍引起的，治疗相对困难。较多情况下都是有 PPI 抵抗性和 *H.pylori* 除菌抵抗性的。如果恶化了也应考虑重新手术，但吻合口周围如已经发生严重粘连了，就必须提前做好思想准备再手术。之后还会介绍与吻合口溃疡有所不同的情况，幽门保留胃切除术后的幽门窦上产生多发性溃疡的病例。

炎症性肠疾病并发的吻合口溃疡情况下，可作为原有疾病治疗，使用 PPI 也有效果。

并发症

吻合口溃疡的并发症，具体表现与普通的消化性溃疡一样，有出血、穿孔、梗阻等。在狭义的吻合口溃疡时期，据报道称，出血、穿孔、贯通横向结肠等的并发症要比普通的消化性溃疡还要严重，需要多加留意[4]。

但是，对于现在的广义吻合口溃疡的印象中，并发症并不多见。可能是因为空肠壁较薄与血管壁较厚，且与血管都被切除的胃壁的不同而产生差异。

无论如何，内镜方面治疗无成效时可考虑手术，但是吻合口周围粘连较多，而且全身状态一般也会较差，所有现有报道称，需要谨慎对待，将病患控制在最小限度[4]。

病例

[**病例1，图9**] 发现有吻合口溃疡的 60 岁年龄段女性患者。1 年前实施胃癌的幽门侧胃切除 Roux-en-Y 法重建。后因心绞痛，由其他医生开拜阿司匹林配方。胃癌切除术后经过观察的上消化道内镜检查（esophagogastroduodenoscopy, EGD）中，发现吻合口有溃疡（**图9a**）。基本存在于吻合线上，难以判断属于胃侧还是空肠侧。

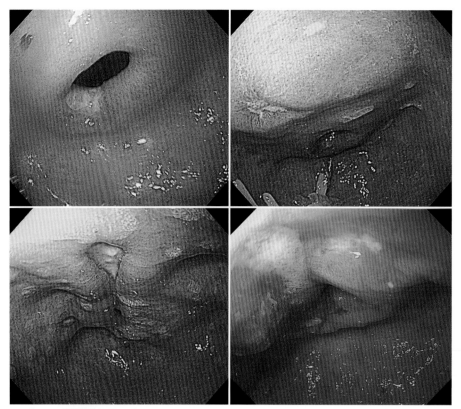

a	b
c	d

图10 [病例2]患者为40岁年龄段女性

a 腹腔镜辅助下幽门保留胃切除术后第二年的EGD，发现食物残留与P-ring上溃疡。活检后无恶性判断。

b a一年后，发现食物残留与幽门窦上多发性溃疡。

c 经过 *H.pylori* 除菌后无改善，又2年后发生溃疡出血。出血1周后的EGD像中，发现幽门窦多发性溃疡，糜烂。

d 出血一年后，P-ring梗阻来院，反复内镜下探查，溃疡未治愈。

因处方医不建议停用拜阿司匹林，所以尝试PPI疗法，但无法治愈。半年、1年后的EGD上均发现溃疡残留。经过 *H.pylori* 除菌后，吻合口溃疡开始治愈（**图9b，c**）。之后无复发。因此，对于部分吻合口溃疡病例，*H.pylori* 除菌也有成效。

[**病例2**]腹腔镜辅助下实施幽门保留胃切除术患者，手术当时年龄40岁左右，女性。术后第二年的EGD中，发现P-ring上溃疡（**图10a**）。之后又一年，残留窦部发现多发性溃疡，接受 *H.pylori* 除菌（**图10b**）。但溃疡未改善，2年后，溃疡造成出血来院（**图10c**）。考虑是残留幽门窦的血流障碍，建议手术但未得到同意。之后，又因P-ring梗阻来院（**图10d**）。之后再次建议手术又拒绝，反复进行P-ring的探条。诸如此类有可能因血流障碍引起的吻合口溃疡，除菌的效果不太理想。

总结

以上关于吻合口溃疡的定义、流行病学、原因、治疗方法、病例进行了介绍。溃疡本身的手术已经大幅减少，而且胃癌术后的长期生存率也得到了提高，因此吻合口溃疡的定义和成因都发生了变化。需要根据不同的病例，推测成因，采取适当的治疗手法。

参考文献

[1] Braun H. Demonstration eines Präparates einer 11 Monate nach der Ausführung der Gastro-enterostomie entstanden Perforation des Jejunum. Verth Ges Chirm 28:94-97, 1899

[2] 藪崎裕. 術中・術後合併症とその管理―消化器系 吻合部潰瘍. 臨外 69:247-250, 2014

[3] 矢原昇, 林弘人. 胃―吻合部潰瘍. 日臨 別冊消化管症候群: 531-534, 2009

[4] 柏木秀幸. 胃切除術後の吻合部潰瘍. 手術 59:1439-1445, 2005

[5] 柏木秀幸, 小村伸朗, 石橋由朗, 他. 十二指腸潰瘍の病態と治療戦略. 消化器科 28:159-167, 1999

[6] Leivonen M, Nordling S, Haglund C. The course of *Helicobacter pylori* infection after partial gastrectomy for peptic ulcer disease. Hepatogastroenterology 45:587-591, 1998

[7] 日本消化器病学会（編）. 消化性潰瘍診療ガイドライン 2015, 改訂第2版. 南江堂, 2015

Summary

Stomal Ulcer

Sachiyo Nomura[1], Ken Haruma[2, 3]

Anastomotic ulcer is one of the common complications of gastrectomy. However, anastomotic ulcer, sensu stricto, is decreasing due to the decrease of gastrectomy for the treatment of peptic ulcer disease. In contrast, many patients can survive long time after gastrectomy for gastric cancer, and they tend to have anastomotic ulcers on the proximal side of the anastomosis. This is because of lower acid secretion caused by atrophy of the gastric mucosa, cutting of the vagus nerve for lymph node dissection, and use of NSAIDs for the treatment of other diseases. In these situations, *Helicobacter pylori* eradication is sometimes effective for the cure of ulcer. It is important to select appropriate treatment for anastomotic ulcers based on the etiology.

[1] Department of Gastrointestinal Surgery, Graduate School of Medicine, The University of Tokyo, Tokyo

[2] Department of General Internal Medicine 2, Kawasaki Medical School, Kurashiki, Japan

[3] Department of Clinical Nutrition, Faculty of Medical Professions, Kawasaki University of Medical Welfare, Kurashiki, Japan

笔记　胃溃疡变了吗——构建新的胃溃疡学

Helicobacter heilmannii 感染导致的溃疡

中村　正彦[1]

铃木　雅之[2]

Anders　Overby[1]

高桥　信一[3]

友荐　彩夏[1]

村山　琮明[4]

摘要●进入全民除菌时代后，隐藏于 *H.pylori* 感染症的阴影下，一直被忽略的胃部感染症之一——*H.heilmannii*（海尔曼螺杆菌）感染症开始浮出水面。该菌也被称为 HHLO、NHPH 等，由好几个种群组成，其中包含以人类为主体的 *H.suis* 与狭义上的 *H.Heilmannii*。人畜共感染症，自然宿主应该是猫、狗等宠物以及猪。感染人类的 *H.heilmannii*（广义）因其脲酶阴性菌较多，在快速脲酶测试、尿素呼气测试容易显阴性或弱阳性，在对 *H.pylori* 的抗体中也是阴性较多。在包括 *H.pylori* 阴性胃溃疡的 *H.pylori* 胃疾病患者中，可通过 PCR 法找出 *H.heilmannii* 阳性病例。其特征为，轻度的胃窦部胃炎症状较多，因此属于难治性胃溃疡病例，未来需要不断累积阳性病例，并做好分析工作。

关键词　Helicobacter heilmannii菌　PCR法　胃溃疡　十二指肠溃疡

[1]北里大学薬学部臨床薬学研究・教育センター病態解析学
　〒108-8641東京都港区白金5丁目9-1　E-mail : nakamuram@pharm.kitasato-u.ac.jp
[2]国立病院機構東京医療センター消化器内科
[3]杏林大学医学部付属病院第3内科
[4]日本大学薬学部病原微生物学

前言

　　Helicobacter pylori（*H.pylori*）阴性胃溃疡，一般是指 *H.pylori* 检查法中显示阴性的溃疡，其中主要是 NSAIDs（nonsteroidal anti-inflammatory drugs）溃疡、压力型溃疡形成的。但是，偶尔也会有无法用正常检查法检测的细菌和病毒，特别是 *H.pylori* 以外的 *Helicobacter* 属细菌导致的胃溃疡为首的胃部疾病。

　　本文将针对之前经历过的 *H.heilmannii*（海尔曼螺杆菌）阳性胃溃疡病例以及包括 *H.heilmannii* 的 NHPH（non *Helicobacter pylori Helicobacter*，非幽门螺杆菌螺杆菌），阐述目前已一致达成的共识。

胃NHPH的称呼

　　存在于此类胃黏膜中的螺杆菌至今为止已被冠名各种称呼，HHLO（*Helicobacter heilmannii*–like organism）、*H.heilmannii* Type1 / Type2、*H.heilmannii* sensu lato（广义）与胃 NHPH 这 4 种一直被当作总称使用，最近后两者的使用频率最高（**表1，图1**）。本文的广义含义采用 *H.heilmannii* 的称呼。

发现背景

　　H. pylori 是 Marshall 等[1] 于 1984 年发现并报道的。

表1 Helicobacter 属细菌与 NHPH 的分类

H. pylori 的各种分类	胃, 肝肠, 其他	HHLO	胃, 非胃	Type 1 / Type 2	Helicobacter heilmannii 螺杆菌	种类
Helicobacter	胃 *Helicobacter*					*Helicobacter pylori*
		HHLO	胃 NHPH	*Helicobacter heilmannii* Type 1	*Helicobacter heilmannii* （广义）	*H. suis*
				Helicobacter heilmannii Type 2		*H. felis*
						H. bizzozeronii
						H. salomonis
						H. heilmannii （狭义）
						H. cynogastricus
						H. baculiformis
	肝肠 *Helicobacter* 其他		非胃 NHPH			*H. hepaticus* 等
						H. cinaedi 等

NHPH：非幽门螺杆菌螺杆菌，HHLO：类 *Helicobacter heilmannii* 螺杆菌

在这之前已经有许多关于胃内螺杆菌的报告，动物方面报告最多的就是 *H.heilmannii* 或者其关联细菌。1881 年，Rappin[2] 在狗胃里发现了螺杆菌。之后，Bizzozero[3]、Salomon[4] 等也在狗、哺乳类动物上发现了螺杆菌。日本最开始研究该菌的，是北里柴三郎的弟弟，庆应大学医学部细菌学首批教授的小林等，并开展了通过撒尔佛散进行除菌的动物实验[5]。随着 1984 年的 Marshall、Warren 论文的发表[1] 以及持续研究的发展，人类的 *H.pylori* 存在以及与疾病形态的相关性逐渐明朗。

另一方面，*H.heilmannii* 在晚于 *H.pylori* 3 年的 1987 年 5 月，被 Heilmann 等[6, 7] 在德国杂志上公布，之后又在 1991 年 5 月登载于英文杂志。该报告中提到，在对上消化道症状明显的病例进行内镜检查中，从胃黏膜组织的 39 例（0.25%）中发现了该螺杆菌。

1991 年东京都卫生研究所（现在的东京都健康安全研究中心）的伊藤武、杏林大学的高桥等，将从食蟹猴的胃黏膜内发现的脲酶阳性菌移植到 C3H 小鼠上，并开展研究[8]。研究者[9] 在之后公布的这个菌就是 *H.heilmannii* 的一种，称为 *H.suis*。

1993 年，Solnick 等[10] 对 *Gastrodiscoides hominis*（*G.hominis*）的患者移植给小鼠的细菌的 16SrRNA 遗传基因，通过 PCR（polymerase chain reaction）法进行了分析，并基于该菌类似于 *H.heilmannii* 属的 *H.felis*，明确该菌属于 *Helicobacter* 属，并命名为 *H.heilmannii*。

Stolte 等[11]，以 *H.heilmannii* 感染人类为源头对家畜接触进行了研究。其结果显示，125 例阳性患者中，111 例（88.8%）曾与动物发生过接触，以及普通人口的阳性患者比例高达 37%，因此判断受家畜与宠物感染的可能性较高。最新的研究发现，*H.heilmannii* 中，*H.suis* 存在于猪、灵长类中；*H.felis* 存在于狗、猫、兔子、猎豹中；*H.bizzozeronii* 存在于狗、猫、狐狸、山猫中；*H.salomonis* 存在于狗、猫、兔子中；*H.heilmannii* sensulato 存在于狗、猫、狐狸、山猫、灵长类中。

与分布以及疾病的关联性

H.heilmannii 自从 1987 年被 Heilmann 等[6] 发现并公布以后，已经出现多项报告内容。

O'Rourke 等[12] 在 2001 年统计了已公布的 500 例以上阳性病例，发现感染率各个地区均不

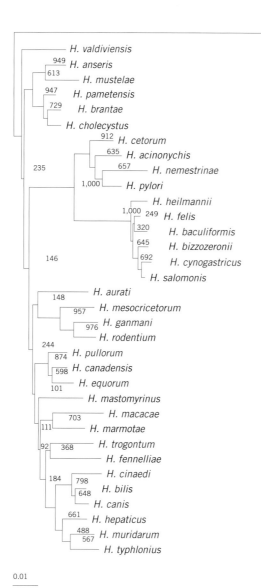

图1 *ureA, ureB* 遗传基因排列下的 *Helicobacter* 系统分支

相同，先进国家在 0.5% 以下，东欧与亚洲为 1.2%~6.2%。

日本最初的阳性病例报告，是在 1994 年的弘前大学的 Tanaka 等[13] 的关于上腹部疼痛的 66 岁男性病例，西咪替丁单独服用后炎症有所缓和，但是无法除菌。二甲胺四环素与西咪替丁并用后成功除菌，黏膜也恢复正常。Okiyama 等[14]，从 4074 例的连续活检病例中，筛选了 15 例的 *H.heilmannii* 阳性病例。

据报告称其中 11 例为慢性胃炎、4 例为胃 MALT（mucosaassociated lymphoid tissue）淋巴肿瘤。

作者等[15] 针对 2005—2007 年内关东地区的 5 家医院（北里研究所病院、庆应义塾大学病院、杏林大学病院、东京女子医科大学病院、东京医疗中心）的胃疾病病例 280 例中的 NHPH 与 *H.pylori* 的阳性率，通过 PCR 展开研究（**图2**）。其结果如**表2**所示。阳性疾病在以往公布的胃 MALT 淋巴肿瘤 14 例以外，还发现胃溃疡 1 例，十二

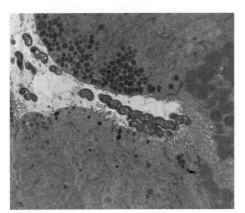

图2 *H.heilmannii* 的电子显微镜图、壁细胞附近的胃腺腔内发现螺旋结构的胃 NHPH（×7000）

表2 日本 280 例 NHPH 病例中，H.pylori 阳性率				
病名	NHPH阳性率		H.pylori阳性率	
	（%）	病例比	（%）	病例比
MALT 淋巴肿瘤	35.0	14 / 40	52.5	21 / 40
胃类癌	0	0 / 1	100	1 / 1
GERD	0	0 / 16	56.3	9 / 16
胃癌	0	0 / 6	100	6 / 6
结节性胃炎	1.3	1 / 77	74.0	57 / 77
十二指肠溃疡	30.0	3 / 10	80.0	8 / 10
胃息肉	0	0 / 9	33.3	3 / 9
浅表性胃炎	0	0 / 14	35.7	5 / 14
萎缩性胃炎	0	0 / 88	68.2	60 / 88
胃溃疡	4.8	1 / 21	66.7	14 / 21
对照群	0	0 / 64	73.4	47 / 64

NHPH：非幽门螺杆菌螺杆菌，MALT：黏膜相关淋巴组织，GERD：胃食管反流病

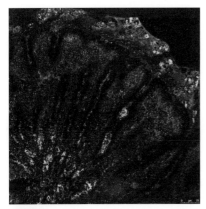

图3 RT–PCR 下检查 *H.heilmannii* 阳性胃底腺黏膜内的 *H.heilmannii* 所在部位。分布于胃黏液层内以及腺体部位的壁细胞附近 2 处（×400）

指肠溃疡 3 例，结节性胃炎 1 例。

而且，胃溃疡 *H.heilmannii* 阳性病例以及结节性胃炎病例均为 *H.pylori* 阴性，而十二指肠溃疡 3 例在本次研究中均显示为 *H.pylori* 阳性。

与传统的胃溃疡、十二指肠溃疡病例之间的对比

2005 年，kato 等[16]，对患有十二指肠溃疡的 11 岁男性儿童在 *H.pylori* 除菌成功 3 年后感染的 NHPH，进行了病理形态学方面的诊断，并公布成功采用普通的 *H.pylori* 一次除菌法完成除菌。为此，随着 *H.pylori* 进入的全民总除菌时代，而 *H.pylori* 除菌后新出现的类似于 *H.heilmannii* 的一类疾病，细菌更新换代的典型病例也有所增加，需要谨慎处理[17]。

与检查方法的关联性

从内镜判断结果来看，Shiratori 等[18]经过大量的阳性病例研究，得出胃体部未发生萎缩，胃窦部黏膜上发现大理石纹路（marble shaped appearance）的结论，这一点可作为将来研究工作的重要参考点。

关于其他的检查方法，*H.heilmannii* 与 *H.pylori* 不同，脲酶活性基本呈阴性或弱阳性，因此快速脲酶检测（rapid urease test，RUT）以及尿素呼气检测（urea breath test，UBT）基本无效。实时 PCR（RT–PCR）法是黄金标准法（图3）。为此，尽早开发出一套快速又简便的全新诊断法，才能全面了解该疾病。

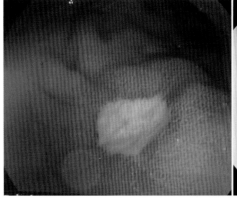
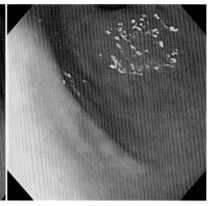

图4

a 胃溃疡病例的内镜图像。难治性较高的溃疡 1 例，初期胃体部大弯上可见急性期溃疡。

b 胃窦部内镜图像，可见轻度的慢性胃炎图像。

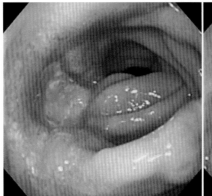
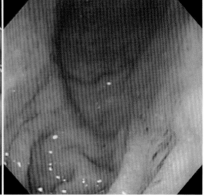

图5

a 十二指肠溃疡病例的内镜图像。十二指肠球部前壁上有 A2 阶段的溃疡。

b 十二指肠溃疡病例的前壁内镜图像，有浅表性溃疡。

H.pylori 诊断中所采用的病理组织学观察、RUT、UBT、培养、便中抗原、尿中抗体中，*H.heilmannii* 能真实显示阳性的，只有病理组织学观察一种，上述脲酶活性下的 RUT、UBT 有时也出现强阳性病例，但还是阴性或弱阳性的占多。

血清抗体、尿中抗体、便中抗原这些最新的试剂一般都较多用于 *H.pylori* 中，*H.heilmannii* 中出现阴性的较多。在日常临床方面，反而作为排除诊断使用。另外，内镜检查等已发现胃、十二指肠病变的情况下，却在 *H.pylori* 培养上显现阴性或者脲酶活性阴性以及弱阳性的病例，感染 *H.heilmannii* 的可能性较高。

H.heilmannii 阳性患者病例的内镜图像

那么问题就是，用内镜图像是否能准确做出 *H.pylori* 与 *H.heilmannii* 感染的判断。这里，本书协助作者铃木雅之检测出了 1 例胃溃疡，3 例十二指肠溃疡，就以此为例进行介绍。对胃黏膜的影响有上述介绍过的胃窦部的轻度胃炎图像，而该胃溃疡病例却属于难治性溃疡。患者 40 岁男性，不明确是否与宠物有接触史。胃溃疡情况是，在此 1 年后的内镜图像下，发现的胃角部小弯的 S2 阶段溃疡，背景黏膜显示轻度的萎缩（C-2）（**图4**）。*H.pylori* 检查结果胃 UBT、RUT 阴性，PCR 结果也是 *H.pylori* 阴性、*H.heilmannii* 阳性。另外，3 例十二指肠溃疡中，1 例为 30 岁年龄段男性，十二指肠球部前壁上发现 A2 阶段溃疡（**图5a**）。

胃窦部黏膜上发现浅表性胃炎（**图5b**）。该病例在 PCR 法下，*H.pylori*、*H.heilmannii* 两者均为阳性，所经历的十二指肠溃疡 3 个病例全部是同时感染了 *H.pylori* 和 *H.heilmannii* 的结果。

虽然阳性病例较少还无法断定，但基本可认为当胃溃疡、十二指肠溃疡持续难以治愈的情况下，考虑可能受到感染。

总结

与 *H.pylori* 相比感染率非常低的 *H.heilmannii* 感染，随着研究的进步，已经逐步确定其感染率可能比我们预期的要高。胃溃疡的情况下也一样，当 *H.pylori* 检查法下显示阴性或者假阳性时就应该考虑，特别是除菌后复发时，应优先考虑其感染的可能性。

另外，*H.heilmannii* 培养的动画资料已在共同研究中的 TIMELAPSE VISION 社的 YouTube 频道上公开（http://youtu.be/SYI7iguXTSs），请参考。

参考文献

[1] Marshall BJ, Warren JR. Unidentified curved bacilli in the stomach of patients with gastritis and peptic ulceration. Lancet 1:1311-1135, 1984

[2] Rappin J. Contre a l' etude de bacteri de la bouche a l' etat normal. 1881；68. Quoted by Breed RS, Murray EGD, Hitchens AP. Bergey' s manual of determinative bacteriology, 6th ed. Williams and Wilkins Co, Baltimore, p 217, 1948

[3] Bizzozero G. Ueber die schlauchformigen drusen desmagendarmkanals und die beziehungen ihres epithels zu demoberflachenepithel der schleimhaut. Archiv für Mikroskopische Anatomie und Entwicklungsmechanik 42:82, 1893

[4] Salomon H. Ueber das spirillum des saugetiermagens und seinverhalten zu den belegzellen. Centralblatt fur Bakteriologie, Parasitenkunde V. Infektionskrankheiten 14:433-443, 1986

[5] Kasai K, Kobayashi R. The stomach spirochete occurring in mammals. J Parasitol 6:1-11, 1919

[6] Heilmann KL, Nowottny U. Histologischer Nachweis von CLO（Campylobacter Like Organisms）in Magenbiopsien. Dtsch Med Wochenschr 112:861-862, 1987

[7] Heilmann KL, Borchard F. Gastritis due to spiral shaped bacteria other than *Helicobacter pylori*：clinical, histological, and ultrastructural findings. Gut 32:137-140, 1991

[8] Itoh T, Yanagawa M, Singaki N, et al. Isolation of *Helicobacter heilmannii* like organism from the stomachs of cynomolgus monkey and colonization of them in mice. Gastroenterology 106：A99, 1994

[9] Nakamura M, Murayama SY, Serizawa H, et al. "*Candidatus Helicobacter heilmannii*" from a cynomolgus monkey induces gastric mucosa-associated lymphoid tissue lymphomas in C57BL/6 mice. Infect Immun 75:1214-1222, 2007

[10] Solnick JV, O' Rourke J, Lee A, et al. An uncultured gastric spiral organism is a newly identified *Helicobacter* in humans. J Infect Dis 168:379-385, 1993

[11] Stolte M, Wellens E, Bethke B, et al. *Helicobacter heilmannii*（formerly *Gastrospirillum hominis*）gastritis：an infection transmitted by animals? Scand J Gastroenterol 29:1061-1064, 1994

[12] O' Rourke JL, Lee A, Kellow JE. "*Helicobacter heilmannii*" and other gastric infections in humans. *In* Blaser MJ, Smith PD, Ravdin JI, et al（eds）. Infections of the Gastrointestinal Tract, 2nd ed. Raven Press, New York, 2001

[13] Tanaka M, Saitoh A, Narita T, et al. *Gastrospirillum hominis*-associated gastritis：the first reported case in Japan. J Gastroenterol 29:199-202, 1994

[14] Okiyama Y, Matsuzawa K, Hidaka E, et al. *Helicobacter heilmannii* infection：clinical, endoscopic and histopathological features in Japanese patients. Pathol Int 55:398-404, 2005

[15] Øverby A, Murayama SY, Michimae H, et al. Prevalence of gastric non-*Helicobacter pylori* Helicobacters in Japanese patients with gastric disease. Digestion 95:61-66, 2017

[16] Kato S, Ozawa K, Sekine H, et al. *Helicobacter heilmannii* infection in a child after successful eradication of *Helicobacter pylori*：case report and review of literature. J Gastroenterol 40:94-97, 2005

[17] Øverby A, Murayama SY, Matsui H, et al. In the shadow and aftermath of *Helicobacter pylori*：the other Helicobacters rising up to become the next gastric epidemic? Digestion 93:260-265, 2016

[18] Shiratori S, Mabe K, Yoshii S, et al. Two cases of chronic gastritis with non-*Helicobacter pylori* Helicobacter infection. Intern Med 55:1865-1869, 2016

Summary

Characteristics of Gastric Ulcer in a *Helicobacter heilmannii*-positive

Masahiko Nakamura[1], Masayuki Suzuki[2], Anders Øverby[1], Shinichi Takahashi[3], Ayaka Tomohiro[1], Somei Y Murayama[4]

In the era of nationwide *Helicobacter pylori* eradication, other bacterial infections such as those caused by non-*H. pylori* Helicobacter (NHPH) have recently attracted attention. NHPH shows a zoonotic infection pattern, and the hosts include pigs, cats, dogs, and other mammals. We present a case of NHPH-positive and *H. pylori*-negative gastric ulcer during scrutiny in Tokyo. Endoscopy revealed that the ulcer was present near the angle of His, and the neighboring tissues showed mild gastric atrophy. We also found several NHPH-positive cases suffering from gastric MALT lymphoma, nodular gastritis, and duodenal ulcer, and all cases with duodenal ulcer were *H. pylori* and NHPH positive.

We have to consider that patients negative or weakly positive for rapid urease test and urea breath test may have NHPH infection.

[1] Division of Pathophysiology, Center for Clinical Pharmacy and Sciences, School of Pharmacy, Kitasato University, Tokyo

[2] Department of Gastroenterology, National Hospital Organization, Tokyo Medical Center, Tokyo

[3] Department of Gastroenterology, Kyorin University Hospital, Tokyo

[4] Laboratory of Molecular Cell Biology, School of Pharmacy, Nihon University, Funabashi, Japan

主题病例

容易与良性溃疡混淆鉴别的弥漫浸润型胃癌的其中1例

赤松 泰次[1]

下平 和久[2]

野泽 祐一

仓石 康弘

植原 启之

摘要●患者为70岁年龄段男性。因急性心肌梗死接受支架治疗，3天后开始出现上腹部疼痛。首次EGD下在胃角上方的前壁小弯处发现溃疡性病变。缺少恶性判断依据，而且又正在接受抗血栓疗法，所以未经过钳夹活检就直接结束，并配PPI服用。6周后的第二次EGD中发现溃疡性病变缩小，白苔周围有再生上皮组织。距离首次EGD 12周后的第三次EGD中发现，白苔已消失，结痂部位整体略微隆起，其周围发现褪色黏膜与不规则凹陷。另外，上一次检查中未发现异常的胃窦部发生延伸不良现象。夹钳活检被诊断为Group5(sig)。胃部X线造影下发现距离胃远侧位为中心的广域硬化区域，考虑为弥漫浸润型胃癌。虽实施了外科手术但结果非治愈性切除。

关键词　溃疡性病变　良恶性　鉴别诊断　弥漫浸润型胃癌　原发性肿瘤

[1]長野県立須坂病院内視鏡センター　〒382-0091須坂市大字須坂1332
　　E-mail : akamatsu-taiji@pref-nagano-hosp.jp
[2]同　消化器内科

前言

　　胃凹陷性病变（溃疡性病变）的良恶性诊断的鉴别标准，一般要看：①凹陷的形状（规则和不规则）；②有皱襞集中区域的皱襞前端部位判断结果[1]。形状"规则"即指圆形或近圆形的凹陷病变，凹陷边缘部位朝外侧呈凸出状态[1]。而"不规则"是指星形凹陷病变，凹陷边缘朝内侧呈凸出的状态[1]。当发现有胃溃疡性病变时，一般形状规则的话良性溃疡可能性高，而且较多情况下会对溃疡边缘进行夹钳活检，以断定非恶性疾病。

　　本文中的报道对象，是不伴随皱襞集中现象的类圆形溃疡性病变，因服用抗血栓药物而未进行夹钳活检，只进行过程观察，之后溃疡呈暂时萎缩趋势，随即又以胃远侧位为中心发展成弥漫浸润型胃癌，并最终非治愈性切除的病例。

病例

　　患者：70岁年龄段男性。

　　主诉：上腹部疼痛。

　　既往史：糖尿病、心绞痛、酒精性肝功能障碍、大肠息肉、有*Helicobacter pylori*（*H.pylori*）除菌史。

　　家族史：无家族史、特殊备注。

　　现有病例：200X年4月份急性心肌梗死发作，紧急实施冠状动脉的支架治疗。支架治疗第三天开始提出上腹部疼痛诉求，实施上消化道内镜检查（esophagogastroduodenoscopy，EGD）。支架治疗后，配抗血栓药（阿司匹林、氯吡格雷、肝素）。

表1 血液检查判断结果

血常规检查			
		ALP	382 IU / L
RBC	305×10^4 / mm³	γ–GTP	233 IU / L
Hb	10.1g / dl	T–Bil	0.45mg / dl
WBC	5660 / μl	CK	50 IU / L
Plt	22.2×10^4 / μl	CRP	5.3mg / dl
血液生化检查		BUN	24mg / dl
TP	6.8g / dl	Cr	1.22mg / dl
Alb	3.4g / dl	其他	
AST	26 IU / L	PT–INR	2.59
ALT	20 IU / L	TT	9.5%
LDH	244 IU / L		

身体情况：身高170cm，体重68kg，体温36.8℃。结膜有贫血，无黄疸，未触及浅表淋巴结。胸部无异常，腹部平坦柔软，上腹部有轻微压痛，无反跳痛，无肌抵抗，未触及肿瘤。从右锁骨中线上1.5横指触及肝脏，无脾肿大。

血液检查判断结果：轻度贫血、胆道酶上升、轻度的肾功能障碍、CRP（C–reactive protein）高值以外，PT–INR（prothrombin time–international normalized ratio）为2.59、确认TT（thrombotest）9.5%与抗血栓疗法导致的血液凝固功能异常现象（表1）。

初次EGD判断结果：胃角上方的前壁小弯处可见略大的溃疡性病变（图1a，b）。病变相对较大，为较浅的近圆形溃疡，溃疡与周围黏膜的界限清晰。缺乏恶性判断依据，考虑为急性心肌梗死后的压力以及阿司匹林造成的黏膜损伤，因正在服用抗血栓药物而未实施夹钳活检。胃窦部未发现异常（图1c）。

配质子泵抑制剂（proton pump inhibitor，PPI）后，上腹部疼痛立即消失。

第二次EGD判断结果：距第一次6周后实施第二次EGD。上次发现的溃疡已明显缩小，边缘部位发现再生表皮（图2a，b）。

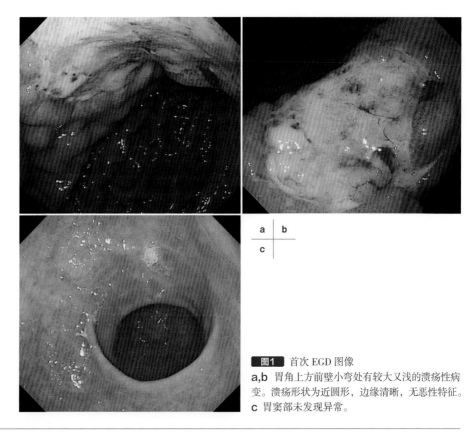

a | b
c

图1 首次EGD图像
a,b 胃角上方前壁小弯处有较大又浅的溃疡性病变。溃疡形状为近圆形，边缘清晰，无恶性特征。
c 胃窦部未发现异常。

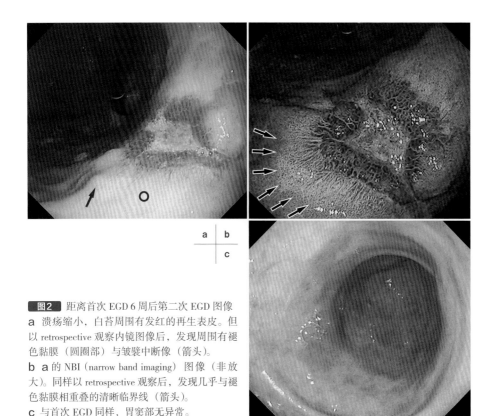

a	b
	c

图2 距离首次 EGD 6 周后第二次 EGD 图像
a 溃疡缩小，白苔周围有发红的再生表皮。但以 retrospective 观察内镜图像后，发现周围有褪色黏膜（圆圈部）与皱襞中断像（箭头）。
b a 的 NBI（narrow band imaging）图像（非放大）。同样以 retrospective 观察后，发现几乎与褪色黏膜相重叠的清晰临界线（箭头）。
c 与首次 EGD 同样，胃窦部无异常。

考虑是 PPI 带来的恢复迹象，因此判断为良性溃疡。因抗血栓疗法持续，未实施夹钳活检。与上次同样，胃窦部未发现异常（**图2c**）。

继续服用 PPI。

第三次 EGD 判断结果：距离首次 EGD 12 周后，停止抗血栓药并实施第三次 EGD。溃疡结痂化，但整体略微隆起，发现发红的再生黏膜周围有褪色黏膜（**图3a**）。撒上 0.2% 靛胭脂色素后，发现部分明显的不规则凹陷（**图3b**）。并且在之前未发现异常的胃窦部确认延伸不良现象（**图3c**）。胃体大弯的皱襞朝肛门方向呈蛇形并出现变粗现象（**图3d**）。

继续实施超声波内镜检查（endoscopic ultrasonography，EUS）后，结痂化溃疡部位的胃壁层结构完全消失（**图4**）。对褪色黏膜与不规则凹陷实施夹钳活检后，确诊 Group5（signet ring cell carcinoma）。

胃部 X 线造影判断结果：通过以上结果，疑似弥漫浸润型胃癌可能性极大，实施胃部 X 线造影检查结果，可见胃体下方至幽门窦部发现明显硬块像与梗阻化（**图5**）。诊断为胃远侧位为中心的弥漫浸润型胃癌。

术前的图像诊断中未发现有远端转移，实施外科手术（胃全切术）。

切除标本肉眼判断结果：新鲜切除标本的肉眼判断下，胃角部小弯附近整体略显隆起，原发性肿瘤发红，凹凸不齐，周边有褪色变化。另外，胃窦部有延展不良现象（**图6a**）。

病理组织学判断结果：放大图像上所有层都发现未分裂型癌的广域浸润（**图6b**）。发现黏膜内为印戒细胞癌（signet ring cell carcinoma）（**图6c**）、深部浸润部为低分化腺癌（poorly differentiated

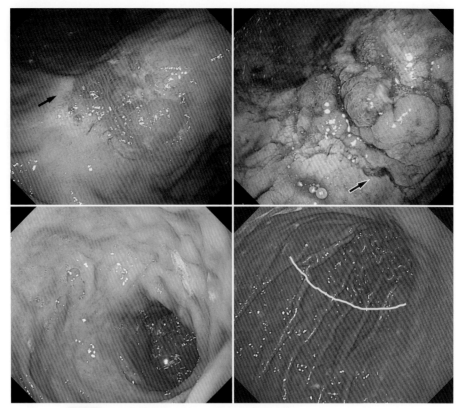

|a|b|
|c|d|

图3 距离首次 EGD 12 周后的第三次 EGD 图像
a 白苔消失，结痂整体呈隆起状。发红的再生表皮周边黏膜略显褪色调（箭头）。
b a 上撒 0.2% 靛胭脂色素像，结痂的肛门侧处发现不规则凹陷（箭头）。
c 胃窦部发现胃壁的延展不良。吹气后仍未能延展。
d 胃体中部的俯视图。胃体大弯的黄线部分靠前端基本正常，靠肛门侧的皱襞存在蛇形与变粗现象。

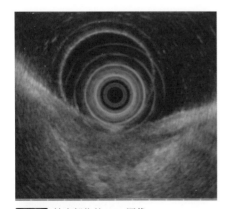

图4 结痂部位的 EUS 图像
胃壁的层结构已完全消失。

adenocarcinoma）（**图 6d**）。

因此，确诊为弥漫浸润型胃癌（4 型）、por-sig、T3（深度 SE）、sci、INFy、ly1、v1、N1、PM（-）、DM（+）、H0、P0、CY1、M0、StageⅣ、根治程度 C。

术后经过：肛门侧断层阳性，腹腔内细胞诊断阳性，诊断为非治愈切除，在术后进行化疗，但术后约 15 个月后因同病死亡。

观察

本病例在正常观察下，溃疡形态的恶性判断依据不足，但是如果按照现在常规化执行的放大观察及 IEE（image enhanced endoscopy）的话，最初

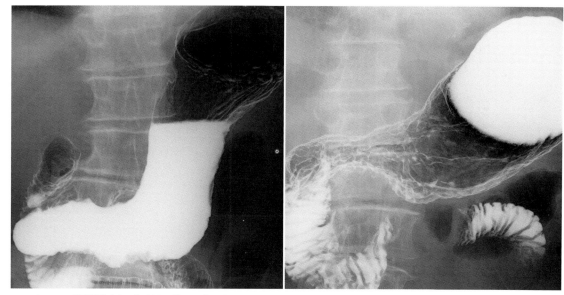

| a | b |

图5 胃 X 线造影图像。胃体下方到幽门窦部可见胃壁硬化像与梗阻化

a 站立位充盈像。

b 背卧位双重造影像。

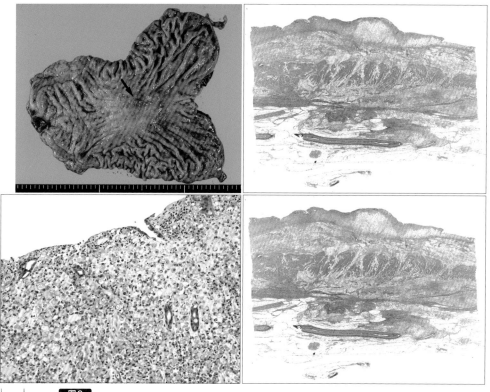

a	b
b	c

图6

a 新鲜切除标本肉眼判断。胃角部小弯附近整体略微隆起，结痂部（箭头）略发红。其他周围略褪色，胃窦部有延展不良现象。

b~d 切除标本的病理组织学判断结果。

b 切除标本的放大图像。固有肌层被破坏成筛状。癌细胞从黏膜内开始到浆膜广域浸润。

c 黏膜内发现印戒细胞癌（signet ring cell carcinoma）。

d 浆膜内观察到浸润的低分化腺癌（poorly differentiated adenocarcinoma）。

也许就能做到疑似胃癌的判断了。在当时多个内镜检查室内，仅有部分光源装置上配备了 NBI 功能，并且大部分的探头不具备放大功能。

为此，首次 EGD 仅是正常观测，第二次 EGD 为正常观测与非放大的 NBI 观测，第三次 EGD 为正常观测（包括涂色素）。

另外，①溃疡形态上未发现有效恶性结果；②心肌梗死刚发作之后；③因服用大量抗血栓药，因此首次 EGD 有意未做夹钳活检。配 PPI 后第二次 EGD 发现溃疡缩小与再生表皮，因此判断为良性溃疡，这时也没做夹钳活检，而现在的指导手册[2]中，早已将夹钳活检定位于出血风险性较低的内镜手法同等级别，建议在不改变抗血栓药物基础上积极实施。但在当时，即便是低风险手法的夹钳活检，也建议在一定时间停用抗血栓药后再实施[3]。为此，胃癌的诊断周期被拖迟了约 3 个月之久，导致最终的弥漫浸润型胃癌，这应该是未能治愈切除最大的原因。

弥漫浸润型胃癌的肉眼观察，一般可大致分为胃体部上显现巨大皱襞的皮革胃（linitis plastica）型与引起幽门窦部梗阻的幽门狭小型两种，之后岩永[4]等在此基础上，又追加了原发性肿瘤位于胃腺临界附近的表层Ⅱc型（糜烂型），共分为 3 种。中村[5]等针对典型的 linitis plastica 型癌症之前的更早期 linitis plastica 型癌症原发性肿瘤的特征，列举了存在于胃底腺区域的无溃疡 2cm 以下的未分裂型癌症，相比原发性肿瘤来说，其特征就是更广域浸润于黏膜下层深处。另一方面，细井[6]根据自检病例，提出没必要太固执于有无溃疡形成，或者病变大小这些东西。之前报道的相对早期的弥漫浸润癌的原发性肿瘤的肉眼判断下，除了从 0-Ⅱc 型的浅表凹陷性病变[7]到深度 0-Ⅲ型的溃疡性病变[8]以外，也有轻微的病变[9]到小型凹陷[10]各种各样的。另外，入口等[11]根据胃底腺区域内有原发病肿瘤的病例与胃腺临界区域内存在肿瘤的病例，提出原发性肿瘤形态也有不同的趋势。综上所述，虽然弥漫浸润型原发性肿瘤的形态各不相同，但较多会呈现不规则的凹陷性病变，以及前端肿大的皱襞集中情况，一般情况下还是比较容易判断为恶性病变的。

回头再回顾本病例，在首次 EGD 像中的消化性溃疡已经比平常的要更大又浅，判定为良性胃溃疡多少会让人感觉有点儿不太靠谱，但是 retrospective 观测后，也无法发现类似于溃疡边缘不规整，前端肿大的皱襞集中等恶性结果。另一方面，6 周之后的 EGD 像中虽然看到溃疡缩小，周围也有再生表皮，但 retrospective 观察后，在其周边也发现了褪色调黏膜与皱襞的断层像（图 2a）。另外，NBI 观察下的再生表皮周围扩散的色调变化，基本和正常观察下的褪色黏膜一致（图 2b）。如果针对该色调变化区域放大观察的话，可能就能立即诊断出胃癌了。但是，当时却并没有察觉，只不过根据配了 PPI 后溃疡明显缩小的现象就误诊为良性溃疡。首次的 EGD 图像其实就应该考虑是较为早期的弥漫浸润型胃癌的原发性肿瘤了，该类病变情况其实与早期胃癌病变中经常遇到的"消化性溃疡"不同，更应该称之为"致癌性溃疡"。并且需要注意的是，该类病变在配 PPI 后，除了"消化性溃疡"，本病例的"致癌性溃疡"也会使溃疡缩小，暂时显现改善的趋势。

总结

本次报道了容易与良性溃疡混淆的其中一个胃癌病例。弥漫浸润型胃癌的原发性肿瘤会呈现各种形态，有些第一眼看上去，并不显现恶性结果，就算是致癌性溃疡，有时也会因 PPI 而暂时呈现缩小趋势。在正常观察下，即使发现无恶性特征的病变，也建议积极采取 IEE 的放大观察，只要无法否定是胃癌，就算是正在服用抗血栓药物的患者，也必须毫无犹豫地实施活检。

参考文献
[1] 赤松繁次, 高橋俊晴, 市川真也, 他. 胃癌の標準的な内視鏡診断. 消化視鏡 22:12-17, 2010
[2] 藤本一真, 藤城光弘, 加藤元嗣, 他. 抗血栓薬服用者に対する消化器内視鏡診療ガイドライン. Gastroenterol Endosc 54:2075-2102, 2012
[3] 小越和栄, 多田正大, 金子榮藏. 内視鏡治療時における抗血栓療法症例への対応. 日本消化器内視鏡学会（監）. 消化器内視鏡ガイドライン, 第3版, 医学書院, pp 16-24, 2006
[4] 岩永剛, 谷口健三, 小山博記.「スキルス胃癌」の分類と進展

様式. 消外　7:413-419, 1984

[5] 中村恭一. Linitis plastica への道. 胃癌の構造, 第2版, 医学書院, pp 200-261, 1996

[6] 細井董三. "pre-linitis plastica" 型胃癌とは. 胃と腸　35:880-883, 2000

[7] 丸山保彦, 景岡正信, 永田健, 他. スキルス胃癌の特徴と診断の基本―内視鏡の立場から. 胃と腸　45:445-455, 2010

[8] 入口陽介, 小田丈二, 水谷勝, 他. 腫瘍性疾患：比較的早期のスキルス胃癌. 胃と腸　50:736-738, 2015

[9] 斉藤洋子, 伴慎一, 中村恭一. 原発巣が微小であった linitis plastica 型胃癌の1例. 胃と腸　24:1421-1426, 1989

[10] 山本栄篤, 長浜隆司, 中島寛隆, 他. スキルス胃癌の特徴と診断の基本―X線の立場から. 胃と腸　45:428-444, 2010

[11] 入口陽介, 細井董三, 小田丈二, 他. Linitis plastica 型胃癌の自然史. 胃と腸　43:751-763, 2008

Summary

A Gastric Ulcer Looked Like Benign Lesion Developing into Typical Diffusely Infiltrating Gastric Cancer After Three Months, Report of a Case

Taiji Akamatsu[1], Kazuhisa Shimodaira[2],
Yuichi Nozawa, Yasuhiro Kuraishi,
Hiroyuki Uehara

A man in his seventies was referred to our department complaining of upper abdominal pain. He had undergone coronary artery stenting for the treatment of acute myocardial infarction 3 days previously. The patient's first EGD revealed gastric ulceration anterior to the middle portion of the lesser curvature. The endoscopic finding of the ulceration showed no remarkable malignant appearance. Biopsy specimens were not taken at this time because of concurrent anticoagulant therapy, and a proton pump inhibitor was administered to the patient. A subsequent EGD (6 weeks after the first EGD) revealed a reduction in the extent of the lesion, and regenerative gastric mucosa was observed around the ulceration. The patient's third EGD (12 weeks after the first) revealed a slightly protruded cicatrix that was surrounded by whitish mucosa and an irregular depressed lesion. Poor extension of the antrum, which had not been previously noted, was also observed. Histological biopsy specimens taken from the whitish mucosa and irregular depressed lesion were diagnostic for signet ring cell carcinoma. Radiographic examination revealed diffusely poor extension of the distal gastric wall. From these findings, we diagnosed a diffusely infiltrating gastric cancer. Total gastrectomy was performed; however, tumor cells were histopathologically observed at the resected anal margin, as well as on the cytological examination of ascitic fluid.

[1] Endoscopy Center, Nagano Prefectural Suzaka Hospital, Nagano Prefectural Hospital Organization, Suzaka, Japan

[2] Department of Internal Medicine, Gastroenterology, Nagano Prefectural Suzaka Hospital, Nagano Prefectural Hospital Organization, Suzaka, Japan

呈现恶性淋巴肿瘤形态的良性溃疡病例

岩井 朋洋[1]

小野 裕之

泷泽 耕平

角岛 直美

田中 雅树

川田 登

伊藤 纱代

今井 健一郎

堀田 欣一

石渡 裕俊

松林 宏行

摘要●患者为 70 岁年龄段男性。因上腹部不适就医，接受上消化道内镜检查（EGD）后在胃底穹隆上确认有溃疡性病变，为进一步检查治疗介绍到作者所在医院后受诊。经 EGD 在胃底穹隆部大弯处发现 25mm 左右，伴随边缘隆起的溃疡性病变。溃疡边缘规整，未见侵蚀像，属于脱气变形的较软病变，诊断为恶性淋巴瘤。活检结果的诊断为良性溃疡，无恶性淋巴肿瘤的明显结果。最终排除肿瘤，确诊为良性溃疡。之后每 6 个月左右实施一次过程观察的上消化道内镜检查，每年一次接受活检，目前为止的病理结果均是良性溃疡。

关键词　　**胃溃疡　良性溃疡　恶性淋巴瘤　内镜检查**

[1]静岡県立静岡がんセンター内視鏡科　　〒411-8777静岡県駿東郡長泉町下長窪1007

前言

胃溃疡的定义为胃黏膜下层深度的组织缺损。胃的溃疡性病变鉴别中，会涉及良性、恶性各种各样的疾病。溃疡根据时间阶段分为活跃期（active stage，A）、治愈期（healing stage，H）、结痂期（scarring stage，S），其中作为活跃期溃疡发生率较高的有良性溃疡、胃癌、恶性淋巴瘤等，有时也会遇到难以鉴别的病例。

本文将针对内镜下疑似恶性淋巴瘤病例，但因活检未发现癌症、淋巴瘤的结果，最后观察治疗后确诊为良性溃疡的病例进行介绍。

病例

患者：70 岁年龄段男性。

主诉：上腹部不适感。

既往史：阑尾炎（手术）。

现有病例：上腹部不适在某医院就医，上消化道内镜检查（esophagogastroduodenoscopy，EGD）中发现胃底穹隆部的溃疡性病变，疑似胃癌做了活检，但结果为 Group1，1 个月后重新活检结果为癌症阴性，为进一步检查来作者所在医院受诊。

初诊时身体判断、抽血判断：无特殊结果。

EGD 判断：胃底穹隆部大弯靠前壁处发现 25mm 左右伴随边缘隆起的溃疡性病变（**图 1a**）。溃疡边缘完整无侵蚀现象，溃疡底部相对平滑，白苔也较为平均，属脱气后变形的较为柔软病变（**图 1b**）。另外，主要病变区域靠近后壁处，发现 6mm 左右同样病变，结合上述结果强烈怀疑是恶性淋巴瘤。

病理组织学判断：主病变与副病变的边缘处实施活检后结果均为 Group1，无癌症及恶性淋巴瘤的显著结果，诊断为良性溃疡（**图 2a**）。AE1/3 下不可见 LEL（lymphoepithelial lesion）（**图 2b**），κ、

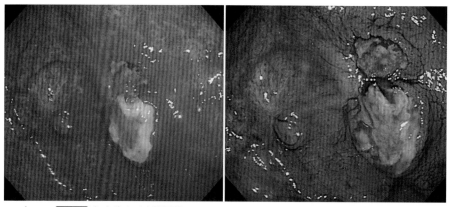

图1 初次检查时内镜图像
a 胃底穹隆部大弯靠前壁侧发现 25mm 左右伴随边缘隆起的溃疡性病变。
b 溃疡边缘规整无侵蚀，溃疡底部较平滑，白苔均一。

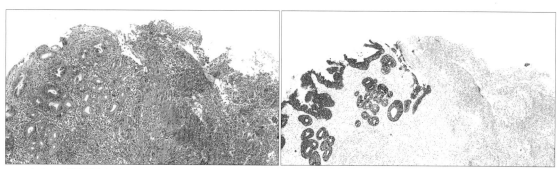

图2 初次活检时的 HE、AE1/3 图像
a 表层有糜烂，但未发现癌症及恶性淋巴瘤的显著结果。仅判断为炎症。
b AE1/3 下未见 LEL。

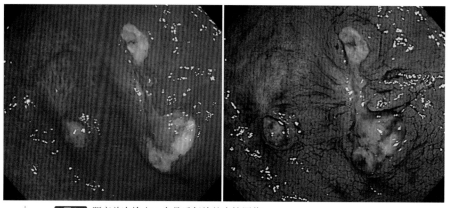

图3 距离首次检查 1 个月后复检的内镜图像
相比首次检查溃疡呈缩小趋势，边缘未见侵蚀。

λ 链上无不均，未发现淋巴瘤特征像。

过程：活检结果为良性溃疡，追加颈部至腹部的 CT 检查，一个月后复检 EGD。CT 检查中无特殊情况，也未见显著淋巴结肿大及转移现象。一个月后的 EGD 中，相比首次检查溃疡呈缩小趋势（图3）。重新活检的结果诊断为伴随再

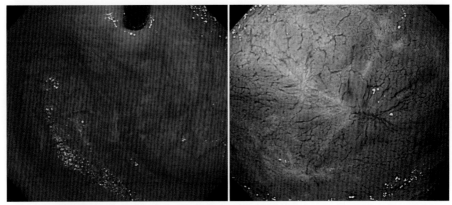

a | b **图4** 距初期检查 4 个月后，溃疡结痂化的内镜图像
溃疡已完全结痂化，仅剩少许发红。

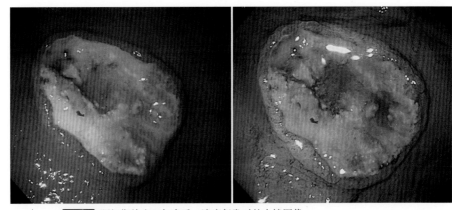

a | b **图5** 距初期检查 5 年半后，溃疡复发时的内镜图像
PPI 停用后，发生类似于初次检查的伴随较均一白苔的溃疡。

生性变化的慢性炎症图像。

距首次检查 4 个月后的 EGD 中，溃疡结痂化，仅剩少许发红（**图4**）。细菌培养检查下，*H.pylori*（*Helicobacter pylori*）为阳性，实施除菌治疗。除菌后确认 *H.pylori* 阴性。

之后持续配质子泵抑制剂（proton pump inhibitor，PPI）服用，之后每 6 个月实施过程观察的 EGD。溃疡继续结痂，当 PPI 停用后，距离首次检查 1 年半后类似溃疡复发，重新服用 PPI，在首次检查经过 2 年半后的内镜检查中，再次确认溃疡结痂。

之后，停用 PPI，又再次复发同样溃疡（**图5**），之后持续服用 PPI。直到现在共经历 8 年 2 个月持续观察期。

另外，病理组织学方面也每年实施一次活检，目前为止的病理结果均为良性溃疡。

观察

当在胃内发现类似于本病例的溃疡性病变时，会存在难以鉴别良性溃疡、恶性淋巴瘤、癌症的情况。用内镜观察病变处时，需要仔细清洗外部的黏液，并注意以下几点：注意观察溃疡周围的黏膜襞集中的形态，黏膜襞前端形状、黏膜襞融合及周围坡形状，溃疡底及边缘性状等很重要。色素内镜检查下，撒上靛胭脂观察黏膜面的凹凸以及边缘性状。

另外为确定病变的硬度，需要用输气脱气法确认空气变形及壁组织的硬化情况。在注意以上几点进行病变性质诊断的同时，还要做出明确判断，有针对性地实施活检措施。

以下将针对发生率较高的良性溃疡、胃癌、恶性淋巴瘤的特征进行介绍。

1. 良性溃疡

消化性溃疡在溃疡性病变中是发生率最高的疾病，以男性占多。其原因包括 *H.pylori* 感染、NSAIDs（nonsteroidal anti-inflammatory drugs）等药物的关系。良性溃疡多发于腺体临界线或者其萎缩侧的位置。

良性溃疡的特征，是溃疡底平坦平滑，白苔均匀，活跃期伴随水肿状的柔软边缘隆起，溃疡边缘的临界线清晰，无侵蚀现象，并伴有再生上皮。

而对于 *H.pylori* 阳性病例，除菌疗法有成效，最近复发病例正在大幅减少。除菌疗法之后溃疡一般会趋向结痂化，黏膜襞的集中呈点状较多，周围伴有不规整黏膜。

2. 胃癌

胃癌出现的溃疡底往往是凹凸不规整的，有时也会毫无结构。特点是白苔不均匀，周围黏膜襞常有中断及溃疡边缘有侵蚀现象。黏膜襞的集中有时会多点且广域存在。

癌症有时在其恶性周期内，溃疡会呈现结痂化，此类情况下，一般较多会在溃疡结痂周围发现类似于上皮性肿瘤的 0-Ⅱb 型、0-Ⅱc 型的不规整黏膜。因此仔细观察边缘，判断是否有 0-Ⅱb 型、0-Ⅱc 型成分在癌症鉴别上非常重要，并且需要实施该部位的活检。

3. 胃恶性淋巴瘤

胃部淋巴瘤中 90% 左右，都属于 MALT（mucosa-associated lymphoid tissue）淋巴瘤、弥漫性大 B 细胞淋巴瘤（diffuse large B-cell lymphoma，DLBCL）两种之一[1]。

胃部恶性淋巴瘤的内镜图像有多种，经常会发生难以与胃炎、胃溃疡等良性病变或胃癌区分的情况。肉眼观察分类一般会采用佐野分类[2]（表层型、隆起型、溃疡型、凹陷型、巨大皱襞型）。

发生溃疡的淋巴瘤一般都为 MALT 淋巴瘤的溃疡型以及 DLBCL 的溃疡型与凹陷型。MALT 淋巴瘤用 NBI 放大观察，能看到 White zone 的模糊化以及典型的 TLA（tree like appearance）现象[3]。确认这些部位，并实施针对性的活检就很重要。DLBCL 的特点是最初会呈现非肿瘤黏膜覆盖下的黏膜下肿瘤（submucosal tumor，SMT）状态，溃疡边缘也和癌症不同，呈耳朵状的外围坡。凹陷型的隆起表面呈较大崩溃状，内部有不规则隆起。表层型早期恶性淋巴瘤部分病例会较难以与胃溃疡等良性疾病及 0-Ⅱc 型早期胃癌之间相区别。恶性淋巴瘤的溃疡型病变特征是，有较厚的白苔，白苔与边缘黏膜的临界线相对清晰规整，即使病变面积较大也是呈柔软性的，胃壁的延展性良好。另外，淋巴瘤还有个特点是会呈现与 SMT 类似的形态。凹陷面的特点是保持良好光泽与细微血管形态。MALT 淋巴瘤有界线模糊的不规则褪色及发红病例，某些情况下难以鉴别。胃部恶性淋巴瘤的确诊率为 33%~55.6%，比胃癌要低。

胃溃疡、胃癌、MALT 淋巴瘤均被报道和 *H.pylori* 感染有一定关联性。经除菌疗法后，可出现病变缩小及改善趋势[4]。MALT 淋巴瘤在经过 *H.pylori* 除菌后肿瘤会缩小并呈褪色的萎缩瘢痕状保留。另外，MALT 淋巴瘤中可以用除菌疗法改善的，一般属 low grade MALT 淋巴瘤较多[5]。

总结

胃部溃疡性病变的鉴别诊断的关键，是掌握不同疾病的溃疡底、黏膜襞集中的形态、溃疡边缘 / 周围的特征，以及随着时间变化而发生形态变化的特征。另外，溃疡及瘢痕边缘的色素内镜及 NBI 放大观察具有积极作用，活检应注意从溃疡边缘部位开始有针对性地实施。

参考文献

[1] 江口貴子, 斉藤大三. 消化管の悪性リンパ腫. 消臨　7:105-113, 2004

[2] 佐野量造. 胃疾患の臨床病理. 医学書院, pp 257-283, 1974

[3] Nonaka K, Ishikawa K, Arai S, et al. Magnifying endoscopic observation of mantle cell lymphoma in the stomach using the narrow-band imaging system. Endoscopy　42: E94-95, 2010

[4] Nakamura S, Sugiyama T, Matsumoto T, et al. Long-term clinical outcome of gastric MALT lymphoma after eradication of *Helicobacter pylori*: a multicentre cohort follow-up study of 420 patients in Japan. Gut　61:507-513, 2012

[5] Wotherspoon AC, Doglioni C, Diss TC, et al. Regression of primary low-grade B-cell gastric lymphoma of mucosa-associated lymphoid tissue type after eradication of *Helicobacter pylori*. Lancet　342:575-577, 1993

Summary

A Benign Ulcer with a Malignant Lymphoma-like Morphology of the Stomach, Report of a Case

Tomohiro Iwai[1], Hiroyuki Ono,
Kohei Takizawa, Naomi Kakushima,
Masaki Tanaka, Noboru Kawata,
Sayo Ito, Kenichiro Imai,
Kinichi Hotta, Hirotoshi Ishiwatari,
Hiroyuki Matsubayashi

A 74-year-old male was referred to our hospital for the evaluation and treatment of a gastric ulcer. Esophagogastroduodenoscopy identified a 25mm, ulcerated lesion with a slight surrounding elevation at the greater curvature of the fornix. Chromoendoscopy revealed that the edge of the lesion had a clear margin and no encroachment. The lesion was diagnosed as being a malignant lymphoma. The evaluation of the biopsy specimen revealed a benign ulcer. Periodic endoscopic follow-up was performed approximately every 6 months with oral treatment using PPIs. To reconfirm the initial diagnosis, periodic biopsy specimens were obtained each year from the lesion, which also confirmed the findings of a benign ulcer.

[1] Division of Endoscopy, Shizuoka Cancer Center, Shizuoka, Japan

胃梅毒胃溃疡

森本 泰隆[1]

中岛 智树

福田 信宏[2]

大洞 昭博

小岛 孝雄

八木 信明

杉江 茂幸[3]

加藤 隆弘[4]

摘要●近年来，由胃梅毒引起的感染有逐渐上升的趋势，对其特征性内镜图像以及 X 线造影图像的掌握，有助于确诊和与其他疾病的鉴别。这里将提供自身经历过的典型性病例，并结合已公布的文献性参考内容，对图像信息做出解析。本病例为 20 岁年龄段男性。主诉上腹部疼痛受诊，EGD 下发现以胃窦部为中心的不规则糜烂、多发性溃疡以及脓液黏附与轻度胃壁硬化现象。胃部 X 线造影检查中，同样在该部位为中心存在钡附着不均与轻度的延伸不良结果，并呈漏斗状梗阻。根据图像判断怀疑是胃梅毒，血液学检查梅毒抗体为阳性，组织活检确认从病理学方面确认并诊断存在梅毒螺旋体。经过氨苄西林内服治疗后，内镜结果有所改善。

关键词　**胃梅毒**　**二期**　**漏斗状梗阻**　**性感染症**

早期胃癌研究会病例（2014 年 3 月份）
[1]济生会京都府病院消化器内科　〒617-0814 長岡京市今里南平尾 8 番地
　　E-mail：morimoto.kpu@gmail.com
[2]朝日大学歯学部附属村上記念病院消化器内科
[3]同　病理診断科
[4]愛生会山科病院消化器内科

前言

　　梅毒感染引起的胃溃疡自 1830 年被 Andral[1] 等报道后公布于世，以胃窦部位中心引起多发性溃疡的疾病而著称。梅毒主要是引起皮肤、黏膜炎症的性感染症，而涉及消化器病变的主要由胃梅毒、梅毒性肠炎、梅毒性肝炎 [2, 3]。日本在 1960 年代曾报道有超出 1 万人受到梅毒感染，虽然之后随着感染措施的启蒙与抗菌药的普及暂时大幅度减少，但近年来又有抬头的趋势，2016 年公布有超出 4000 例以上的感染病例 [4]。胃梅毒占全身性梅毒感染者的 0.1%~0.2%[5]，如果包括未确诊的隐性患者那数量还要更大。梅毒根据患病开始的时间与症状可分为 1~4 期。

　　其中胃梅毒相当于伴有螺旋杆菌血症的 2 期，这也就是从患病开始 3 周 ~3 年的皮肤及黏膜表面出现玫瑰疹病变的时期 [6, 7]（**图 1**）。其形态特征为胃窦部可见的广域浅表性溃疡，有时需要与急性胃黏膜病变（acute gastric mucosal lesion，AGML）、表层扩大型恶性淋巴瘤、胃部未分化癌做好区别鉴定。

病例

　　患者：20 岁年龄段男性。

　　目前病历：主诉上腹部疼痛在他院就诊，配 H_2 受体阻断药但未能改善，来作者所在医院就诊实施上消化道内镜（esophagogastroduodenoscopy，EGD）和胃部 X 线造影检查。

梅毒感染	3周	3个月~3年	3年~10年	10年以上

一期　　　　　二期　　　　　三期　　　　　四期
阴茎　　　　　黏膜疹　　　结节性梅毒疹　大动脉瘤
口腔内初期硬结　玫瑰疹　　　梅毒瘤　　　进展麻痹
硬性下疳　　　胃梅毒　　　大动脉炎　　听力障碍
淋巴结肿胀　　梅毒性直肠炎　　　　　　视力障碍
　　　　　　　梅毒性肝炎

图1 梅毒的临床病期

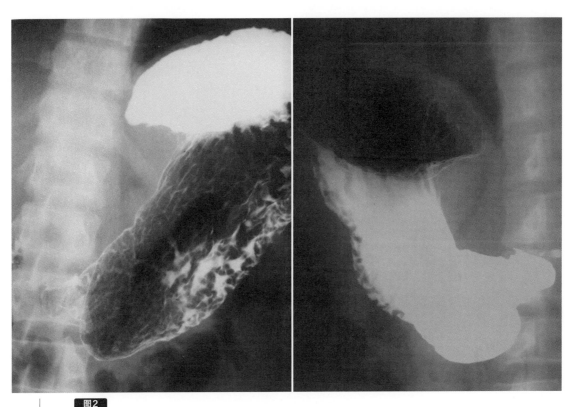

图2

a | b

a 背卧位双重造影，胃窦部有钡附着不均。幽门前侧有伸展不良造成的漏斗状全周性梗阻。
b 腹卧位充满像。胃角部开始至幽门有全周性壁硬化与伸展不良处。鸟喙状全周性梗阻。

既往史、家族史、嗜好史：无特殊记载。

血液检查：轻度炎症反应上升与血清中梅毒抗体检查呈阳性。内镜检查后追加详细问诊，获得其本人为男同性恋者信息。

胃部 X 线造影判断结果：背卧位双重造影发现，以胃窦部为中心存在有界线的钡附着不均与黏膜的颗粒状变化，轻度，以及轻度伸展不良与幽门前的漏斗状梗阻（**图2a**）。

腹卧位充满像下在同部位发现全周性壁硬化现象，朝幽门方向呈鸟喙漏斗状梗阻，且幽门扩大（**图2b**）。

EGD 判断结果：以胃窦部为中心发现脓液附着与多发性糜烂、边缘不规则的浅表溃疡，以及朝幽门方向的明显胃壁硬化现象。溃疡边缘不规整但侵蚀较少，周围有红肿，临界线清晰与不清晰部分均有，溃疡底呈岛状多发的炎症发红表皮（**图3**）。

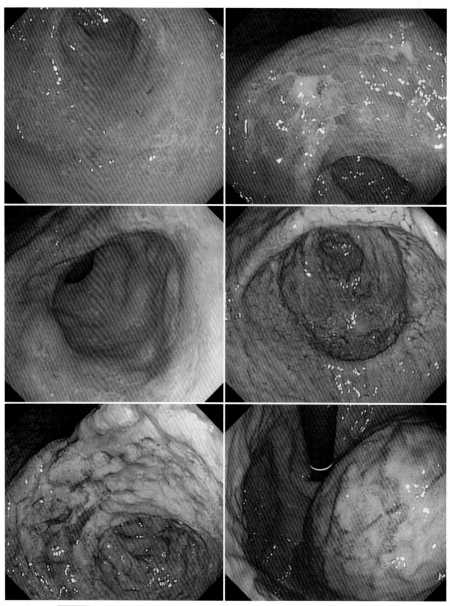

a	b
c	d
e	f

图3 首次 EGD 判断结果

a 胃窦部大弯上有正常黏膜与凹陷区界线。

b 胃角部至胃窦部小弯处遍布不规则较浅溃疡。白苔与脓液附着显著，比周围发红，易出血。

c 幽门前伸展不良与全周性梗阻，幽门扩大。

d 色素涂覆像上可见黏膜整体上呈粗糙颗粒状黏膜。

e 已愈合的较浅溃疡中呈多发性岛状发红小隆起。

f 胃体部黏膜内出血。

经过：通过胃活检的螺旋体免疫组织化学染色结果（**图4**）诊断为胃梅毒，配了 1 个月的氨比西林后，跟踪内镜中反映，虽然胃角部小弯上仅有一小部分溃疡结痂，但广域溃疡、多发性糜烂、伸展不良已得到大幅改善（**图5**）。

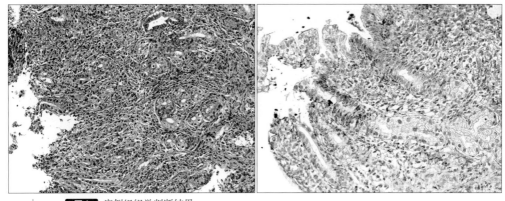

a	b

图4 病例组织学判断结果

a HE 染色图像（×200）。可见明显炎症细胞为主的黏膜上皮。

b 螺旋体免疫组织化学染色图像。黏膜上皮中可见褐色的螺旋体。

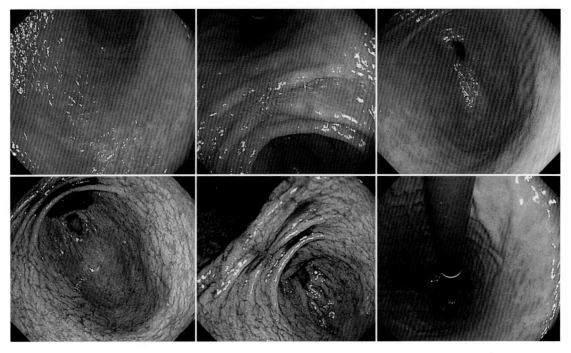

a	b	c
d	e	f

图5 治疗 1 个月后的 EGD 判断

a~c 胃角部小弯上除红色结痂以外的溃疡得到治愈，胃窦部伸张不良改善。

d,e 黏膜仍呈粗糙颗粒状，但水肿基本消失。

f 初次内镜中的黏膜内出血已消失，属于健康黏膜。

观察

胃梅毒图像判断结果具有明显特征，如果对内镜观察与 X 线造影观察具备一定知识，一般都会从该病例的图像中强烈怀疑是胃梅毒，也可以从血清学方面诊断与活检组织的螺旋体特殊染色上确诊。

内镜下特征主要为胃体下方开始到幽门整体可见的，以黏膜为主的全周性炎症与轻度胃壁硬化。特别是小弯侧多发脓液附着及伴有出血的不规则糜烂，与其相融合的较浅广域多发性溃疡。

溃疡边缘侵蚀较少，周围的糜烂与水肿相连，临界线不清晰的占多，但周围水肿程度较轻的情况下也有界线清晰的。溃疡底呈炎症状发红及粉色较多，岛状体内残存的发红上皮在凹陷处内部呈颗粒状隆起。慢性炎症的强弱交叉部分混在，周围结痂部分较少，大弯侧内红肿，黏膜的颗粒状变化明显但溃疡较少。

胃壁的硬化判断结果为，程度随靠近幽门部逐渐加深，全周性梗阻明显，但与梗阻程度成反比，输气伸展效果好，幽门反而扩大较多。另外，据报道称，胃体部内会偶发性产生类似于梅毒性丘疹的，中央略凹陷的扁平隆起性病变，也可作为诊断参考依据[2]。

胃部 X 线造影检查下，站立位充盈图像中发现胃窦部有轻度的伸展不良处，腹卧位充盈图像中可见幽门前侧小弯侧的直线化明显，前端较细的全周性梗阻现象。背卧位双重造影也是，胃窦部可见全周性胃壁硬化与颗粒状黏膜，随靠近幽门侧变强，其显著的梗阻形态呈漏斗状。梗阻靠近幽门前程度加深，但幽门呈扩大趋势的较多，并容易黏附黏液和脓液，以及因坏死物质导致的钡附着不均现象，较浅溃疡的内部较多情况会出现岛状残留上皮的多发性小隆起。抗菌药物内服治疗效果显著，本病例 1 个月左右便治愈浅溃疡，伸展不良也得到改善。

需要进行图像鉴别的疾病，从广域水肿、浅表溃疡与伸展不良这几点来看，之前讨论及研究的包括 AGML、表层扩大型恶性淋巴瘤、胃硬癌等的未分化性胃癌[8-10]。

AGML 一般都是急性发病，多发性溃疡中伴随凝血块黏附的情况较多，周围水肿程度更大，溃疡也比胃梅毒更深，以及皱襞肿大明显是其主要特征。另外，多发性溃疡一般会散发性，无融合趋势，很少会出现本次自检病例上急性和治愈期同时存在的情况。水肿减轻的治愈期 AGML 的溃疡既小又浅，但是胃梅毒的融合趋势很强，这一点是重要的区别点。

恶性淋巴瘤的形态较多，需要和胃梅毒区别鉴定的，是被分在表层扩大型、糜烂·溃疡型一类的 MALT（mucosa-associated lymphoid tissue）淋巴瘤。多发性溃疡，延展性相对较好这一点和胃梅毒相似，但 MALT 淋巴瘤的溃疡的融合趋势较少，因此溃疡面积小，而且分布广。形成大面积溃疡的淋巴瘤一般溃疡程度较深，而且位于病变整体的中心区域较多，很少会和胃梅毒那样有幽门侧的梗阻突显现象。有时，当遇到需要和未分化癌区别鉴定的，有较浅又大凹陷的 MALT 淋巴瘤时，因其凹陷边缘呈断层状的直线或锯齿形，凹陷面上也会有正常黏膜保留，呈正常色~褪色情况较多，所以这一点和炎症较深，发红或粉色调的胃梅毒不同。另外，溃疡周围间歇存在的黏膜不太会出现凹凸不规整现象，溃疡周围的隆起主体主要是溃疡本身，因此很容易被误认为是光泽度较好的被拉伸的正常黏膜。

胃部未分化癌主要是以黏膜下层较深部位的纤维化为主体的，因此胃壁硬化明显，幽门前方引起消化道梗阻现象较多，而且溃疡中多发性较少，单发性及位于病变中心区域的居多，不太出现和胃梅毒那样幽门的放大现象。并且，周围的间歇存在的黏膜被非肿瘤上皮覆盖，黏膜变化程度非常轻微，除幽门附近以外的区域较多会产生非对称的病变。这两者的区别是采用 X 线检查，区分延展不良区域的强度，会比内镜的效果更好，在自检病例中，延展不良的程度极轻微。

除了图像判断以外，还有一些其他信息可作为鉴定依据，因其为性感染症，胃梅毒的易发年龄一般在 30 岁左右的相对年轻层较多，随着现代抗菌药的普及，一直处于隐性状态发展至三期的病例已经基本上杜绝了，因此相比恶性淋巴瘤以及未分化性胃癌来说，发病年龄也更趋于年轻化。另外，从感染症方面来看，如本次自检病例一般 H_2 受体阻断药以及 PPI（proton pump inhibitor）毫无作用的情况居多。如配药后仍未能改善病情的，应忽略其年龄，积极实施内镜检查，以求及时做出消化性溃疡以外的疾病鉴定。

总结

本次属于比较典型的胃梅毒病例，胃梅毒

造成的溃疡性病变，经过详细观察也可抓住许多显著特征，充分理解疾病背景、内镜判断结果、胃 X 线检查，可对鉴定起到积极作用。随着未来涉及内镜的机会会越来越多，建议内镜医生熟悉掌握。

感谢

感谢平田一郎对早期胃癌研究会发表给予的帮助，感谢藤田保健卫生大学第一病理学教室的堤宽对病理学方面的指导。

参考文献

[1] Andral G. Infectious of the Stomach and Duodenum. Bockus HL（ed）Bockus Gastroenterology, 2nd ed. Saunders, Philadelphia. pp835-857, 1964

[2] 小林広幸, 渕上忠彦. 消化管梅毒. 胃と腸　37:379-384, 2002

[3] 岸健太郎, 田村茂行, 水谷澄夫, 他. 早期梅毒性肝炎を合併した梅毒性直腸炎の1例. 胃と腸　36:110-114, 2001

[4] 国立感染症研究所. 注目すべき感染症—梅毒. IDWR　48:8-9, 2016

[5] Haubrich WS, Schaffner F, Berk JE（eds）. Bockus Gastroenterology, 5th ed. Saunders, Philadelphia, p 809, 1995

[6] 小林広幸, 渕上忠彦, 福島範子, 他. 胃梅毒の2例—第2期梅毒性皮疹との形態学的類似性について. 胃と腸　26:545-551, 1991

[7] 山口保, 三川清, 仲屋佐太男, 他. 胃梅毒—第II期梅毒における胃黏膜病変の観察. 胃と腸 4:619-625, 1969

[8] 高橋亜紀子, 小山恒男. 非腫瘍性疾患—胃梅毒. 胃と腸　50:785-787, 2015

[9] 堺勇二, 渕上忠彦, 平川雅彦, 他. 梅毒の上部消化管病変—鑑別診断を中心に, 胃と腸　29:1401-1410, 1994

[10] 小林広幸, 堺勇二, 蔵原晃一, 他. スキルス胃癌と鑑別を要する非腫瘍性疾患—胃梅毒. 胃と腸　45:498-502, 2010

Summary

Gastric Ulcer Caused by Syphilis Infection, Report of a Case

Yasutaka Morimoto[1], Tomoki Nakajima,
Nobuhiro Fukuda[2], Akihiro Obora,
Takao Kojima, Nobuaki Yagi,
Shigeyuki Sugie[3], Takahiro Kato[4]

Recently, cases of syphilis infection have been increasingly reported in Japan because of the diversification of the sexual lifestyle. We present a typical case of gastric syphilis and discuss its endoscopic and radiographic features by reviewing the related literature. A 27-year-old man presented to our clinic with epigastric pain. Endoscopic examination showed multiple erosions and shallow ulcers with irregular margins at the angle and antrum, which were accompanied by pus production and slight wall rigidity that was more pronounced at the area close to the pyloric ring. Upper gastrointestinal series with barium meal showed uneven barium adhesion to the mucosa and slight rigidity of the gastric wall, which formed funnel-shaped stenosis. These typical images along with his blood test being serologically positive for syphilis led us to suspect gastric syphilis. We pathologically confirmed the diagnosis by detecting *Treponema pallidum* in the biopsied specimen. After treatment with ampicillin for 1 month, the condition of the ulcer significantly improved and was recognized as a small ulcer scar at the angle. The knowledge of these characteristic images of gastric syphilis has important value for the differential diagnosis of gastric syphilis and other morphologically similar diseases.

[1] Department of Gastroenterology, Saiseikai Kyoto Hospital, Nagaokakyo, Japan

[2] Department of Gastroenterology, Murakami Memorial Hospital of Asahi University, Gifu, Japan

[3] Department of Pathology, Murakami Memorial Hospital of Asahi University, Gifu, Japan

[4] Department of Gastroenterology, Aiseikai Yamashina Hospital, Kyoto, Japan

HIV 感染者的多样化巨细胞病毒病例

藤原 崇[1]

门马 久美子[2]

堀口 慎一郎[3]

比岛 恒和

今村 显史[4]

摘要●患者为 50 岁年龄段男性 HIV 感染者。CD4 偏低，实施上消化道内镜检查后，发现胃贲门～胃体上方小弯处有不规则糜烂、胃体下方大弯处有发红小隆起、胃窦部小弯处贯通性溃疡等多种形态病变，活检均判定为免疫组织学巨细胞病毒阳性（CMV），诊断为 CMV 胃病变。

关键词 CMV HIV 免疫缺陷 胃溃疡

[1]癌症·感染症中心都立驹込病院消化器内科
邮编 113-8677　东京都文京区本驹込 3 丁目 18-22
[2]同上内镜科
[3]同上病理科
[4]同上感染症科

前言

巨细胞病毒（cytomegalovirus，CMV）作为机会性感染症会产生消化道病变，胃也是其针对器官之一。易发部位一般位于胃体下方到胃窦部，形成以贯穿性溃疡为典型的糜烂、溃疡性病变。HIV（human immunodeficiency virus）感染者身上的 CMV 导致的上消化道病变主要表现为，食道中经常性出现包括贯穿性溃疡的较大病变区，而胃中却只发生小型病变的较多，病变区域扩展至胃整体，或者出现贯穿性溃疡的情况较少。本次，将针对作者所在医院实际经历的 HIV 感染者的胃整体中存在的多样化 CMV 胃病变病例进行介绍。

病例

患者：50 岁年龄段男性。

主诉：食欲不振、体重减少（6 个月约 10kg）、呼吸困难、颈淋巴结肿大。

既往史：无。

现症状：身高 163cm、体重 60kg、体温 36.5℃、血压 91/71mmHg、脉搏 117 次 /min、无眼睑结膜贫血、右颈部触及 5cm 大的弹性偏硬无痛性肿瘤，腹部平坦柔软、无压痛，肝脾无触及。

现病史：因肺孢子虫性肺炎发觉感染 HIV 后，从他院介绍而来。颈部淋巴结活检发现浆母细胞淋巴瘤（plasmablastic lymphoma）。为治疗肺孢子虫性肺炎服用类固醇（泼尼松龙 20mg/ 天）+ST 合剂。

入院时检查成绩：CD4（cluster of differentiation）为 37/μl；HIV–RNA 为 1.4×10^5copies/ml；CMV antigenemia（C7–HRP）为 60/50 000 阳性。

CD4 偏低，为搜索机会性感染、卡波西氏肉瘤以及恶心淋巴瘤等肿瘤性疾病，对上消化道实施内镜检查。

上消化道内镜检查：胃内同时存在多种形态的 CMV 病变，贲门到胃体上方小弯有不规则糜烂（**图 1a，b**）；胃体下方大弯处有红色小隆起（**图 1c~e**）；胃窦部小弯有贯穿性溃疡（**图 1f，g**）。并且，食道及十二指肠中未发现 CMV 导致的病变。

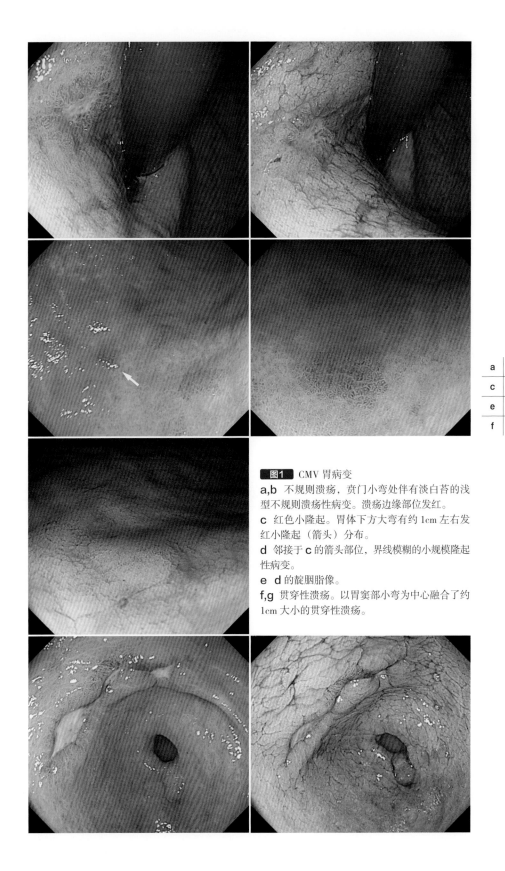

a	b
c	d
e	
f	g

图1 CMV 胃病变

a,b 不规则溃疡，贲门小弯处伴有淡白苔的浅型不规则溃疡性病变。溃疡边缘部位发红。

c 红色小隆起。胃体下方大弯有约1cm左右发红小隆起（箭头）分布。

d 邻接于c的箭头部位，界线模糊的小规模隆起性病变。

e d 的靛胭脂像。

f,g 贯穿性溃疡。以胃窦部小弯为中心融合了约1cm大小的贯穿性溃疡。

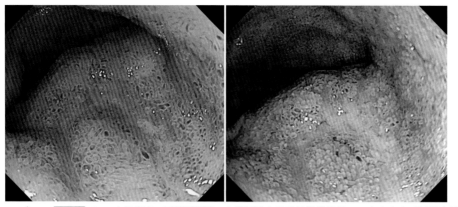

图2 CMV 小肠病变、不规则糜烂、末端回肠中发现界线模糊的 2cm 左右大小不规则糜烂

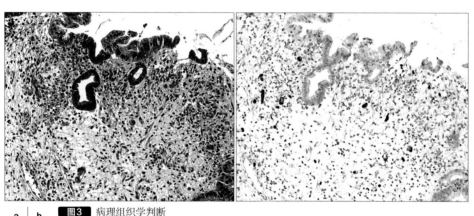

图3 病理组织学判断
a HE 染色图像。可见具有间质包含物的巨细胞分布。
b 抗 CMV 抗体的免疫组织化学染色图像。呈阳性。

下消化道内镜检查：末端回肠中发现界线不清晰的 2cm 左右不规则糜烂（**图2**）。另外其周围也分布了小型糜烂。大肠内未发现 CMV 病变。

病理组织学判断结果：针对贲门小弯的糜烂、胃体下方大弯的发红隆起、胃窦部小弯的溃疡边缘部位、末端回肠的糜烂部位实施活检（**图3**），均从 HE 染色像中发现巨细胞包含物。此类细胞的免疫组织学分析呈 CMV 阳性。

临床过程：针对 CMV 消化道病变实施 16 天的更替洛韦（500mg/d）治疗。过程观察的内镜检查中，发现病变明显缩小。进而导入 HIV 的对抗性疗法。以及 plasmablastic lymphoma 针对性化疗，但在 10 个月后因 plasmablastic lymphoma 死亡。

观察

CMV 属于疱疹病毒科的 DNA 病毒，以人类为固定宿主感染。CMV 富含于唾液、尿液、母乳、子宫颈黏液、精液中，经过分娩或幼年、青年期及以后的性行为等初次感染，之后基本以隐性感染潜伏在宿主体内。再次因荷瘤患者、类固醇及免疫抑制剂使用者、HIV 感染者等免疫缺陷状态下被激活，引发各种疾病形态。

CMV 对广域组织具有亲和性，可在消化道、肺部、视网膜、脑、肾上腺、肝脏、脾脏等各种器官内诱发感染症。以胃为主的消化道也是目标器官之一，属于 CMV 感染症的易发部位。CMV 的上消化道病变在 HIV 感染以外的免疫缺陷患者中也会易发[1]，在 HIV 感染者的特点是食道病变偏多[2]。HIV 感染者的 CD4 值一般 $100/\mu l$ 以下，易发 CMV 消化道病变。并且，在极少情况下健康人也会因感染 CMV 而产生上消化道病变。

CMV 消化道病变无论在哪个部位，基本都会形成糜烂、溃疡性病变，其特征为内镜像下呈贯穿性溃疡。该类贯穿性溃疡一般为具有断层状凹陷的深度溃疡，溃疡边缘部位较多微微隆起。白苔附着于溃疡底的程度有多样，且有多发趋势。但是 CMV 消化道病变除了贯穿性溃疡以外，也存在较多其他的内镜像。其形态分别呈近圆形、不规则形、地图形状、纵向溃疡等多种，溃疡程度也从较浅的糜烂到较深，深度不一。胃部的易发部位为胃体下方到胃窦部，也有仅限于胃体上、中部及胃底穹隆部的病变病例[3]。

HIV 感染者的 CMV 胃病变较少会发生类似于本病例这种呈现明显贯穿性溃疡的病变，2/3 的病例都是只形成小型糜烂[2]，而且，病变扩散至胃整体的情况也较少。CMV 消化道病变因为会呈现上述多样化的内镜形态，因此会遇到很难判断的情况。HIV 感染者、荷瘤患者、器官移植后、服用类固醇及免疫抑制剂患者等免疫缺陷状态下容易引发，为此，检查前获取足够的临床信息尤为关键。当确认这类患者的溃疡性病变后，能做好诊断的第一步就是必须要通过活检，准确鉴定 CMV 消化道病变。但是需要注意的是，这类病变除了溃疡以外，还有其他各种形态，包括食道中的黄色变隆起性病变[4]、以及胃部的巨大肥厚性胃炎（giant hypertrophic gastritis）[5]及发红小隆起等。另外，HIV 感染者中发现上消化道病变的一半左右病例，在下消化道内也同样存在 CMV 导致的病变[2]，因此如果病情允许还是建议继续研究。

需区别鉴定的疾病也因多样化溃疡性病变形态，分为多种，已知的有 *Helicobacter pylori*(*H.pylori*) 导致的消化性胃溃疡、NSAIDs（nonsteroidal anti-inflammatory drugs）溃疡、胃 MALT(mucosa-associated lymphoid tissue) 淋巴瘤、胃结核、胃梅毒、胃肉瘤、造血干细胞移植后的胃 GVHD（graft versus host disease）等。CMV 感染细胞被认为多存在于血管内皮细胞及纤维芽细胞内，建议活检应针对溃疡底或肉芽组织进行。溃疡较浅时倒无妨，但遇到溃疡较深时，从溃疡底采取活检就会有穿孔的风险而难度陡增。遇到此类情况时，不建议强行从溃疡底穿刺，因为 CMV 感染细胞有时也可从糜烂、溃疡边缘部的间质、以及腺窝上皮、血管内皮细胞上面测出，所以可以从边缘部位采集充足的量检验。一般情况下，无论从何处采集的，活检阳性率都不会很高，因此一旦怀疑是 CMV 导致病变的，就应尽量从多个地方采集数据。

CMV 对消化道内形成溃疡的原理，考虑是受到感染的血管内皮细胞肿大后导致内腔梗阻而引发的缺血性变化[6]。病理组织学方面来看，CMV 感染细胞产生核内、细胞质内包含物是其典型特征，此时通过 HE 染色就可判断。但是，核内包含物在其他病毒感染中也会存在，因此应结合抗 CMV 单克隆抗体下的免疫组织化学染色法使用。CMV 免疫组织化学染色法，对包含物本身并不明确的 CMV 感染细胞也会起到染色效果，所以作用很大。另外，采用原位杂交（in situ hybridization）法证明 CMV DNA 也能确诊。

治疗方式来看，究竟是否要对免疫抑制状态下的患者使用抗病毒药物，要根据原有疾病情况来判断。治疗药物一般采用更替洛韦、缬更昔洛韦、膦甲酸。更替洛韦如遇到肾功能障碍的，需要调整使用量。副作用有骨髓抑制和中枢神经症状，骨髓抑制会在开始使用 2 周左右后出现。膦甲酸约 30% 就会引起肾功能障碍，需要注意。

总结

CMV 胃病变在日常诊疗中并不容易遇到，但是随着医疗的进步，未来针对免疫缺陷患者实施内镜检查的频率会越来越高。CMV 胃病变如果呈现很典型状态的话就容易被诊断出来，但是引起形态太多样化，实际诊断上会带来不小的困难，关键是要清楚掌握患者全身的状态、背景因素，如发现异常结果的，应积极采取组织检查。

参考文献

[1] 永田尚義, 矢田智之, 西村崇, 他. 免疫不全患者におけるサイトメガロウイルスの上部消化管病変—内視鏡像と臨床像の検討. Gastroenterol Endosc 51:2414-2425, 2009

[2] 藤原崇, 門馬久美子, 藤原純子, 他. HIV感染症患者の上部消化管病変. 胃と腸 46:240-253, 2011

[3] 岩男泰, 石山由佳, 下田将之. 胃サイトメガロウイルス感染症. 消内視鏡 28:1276-1277, 2016

[4] 藤原崇, 門馬久美子. 全身性疾患に伴う食道病変. HIV感染症AIDS. 八尾恒良（監）.「胃と腸」編集委員会（編）. 胃と腸アトラスI 上部消化管, 第2版. 医学書院, pp 45-46, 2014

[5] Nakazato Y, Toyoizumi S, Kinoshita F, et al. Giant hypertrophic gastritis and acute hepatitis associated with cytomegalovirus infection. Intern Med 31:816-819, 1992

[6] Iwasaki T. Alimentary tract lesions in cytomegalovirus infection. Acta Pathol Jpn 37:549-565, 1987

Summary

Cytomegalovirus-associated Gastric Lesions of Various Shapes in an HIV Patient, Report of a Case

Takashi Fujiwara[1], Kumiko Momma[2], Shinichiro Horiguchi[3], Tsunekazu Hishima, Akifumi Imamura[4]

A male patient in his 50s presented with HIV infection. Upper gastrointestinal endoscopy performed due to a low CD4 count revealed lesions of various shapes, including irregular ulceration from the cardiac region to the lesser curvature of the upper gastric body, small red bumps in the greater curvature of the lower gastric body, and punched-out ulcers in the lesser curvature of the antrum. Biopsies of all these lesions also showed CMV (cytomegalovirus)-positive cells during immunohistochemistry analysis. The patient was consequently diagnosed with CMV-associated gastric lesions.

[1] Department of Gastroenterology, Tokyo Metropolitan Cancer and Infectious Disease Center Komagome Hospital, Tokyo

[2] Department of Endoscopy, Tokyo Metropolitan Cancer and Infectious Disease Center Komagome Hospital, Tokyo

[3] Department of Pathology, Tokyo Metropolitan Cancer and Infectious Disease Center Komagome Hospital, Tokyo

[4] Department of Infectious Disease, Tokyo Metropolitan Cancer and Infectious Disease Center Komagome Hospital, Tokyo

呈现特异形态的 1 个空肠 GIST 病例

上岛 浩一[1]　清水 诚治　石田 英和[2]

富冈 秀夫[1]　福田 亘　　横沟 千寻

松村 笃[3]　　冈野 晋治

早期胃癌研究会病例（2015年9月份）

[1] 大阪铁道病院消化器内科

　　〒545–0053 大阪市阿倍野区松崎町1丁目2–22

　　E–mail : shimizus@oregano.ne.jp

[2] 同　病理诊断科（现 奈良县综合医疗センター病理诊断科）

[3] 同　外科

摘要●患者为 50 岁年龄段男性。一年前查出缺铁性贫血，上下消化道内镜检查判断为多发性结肠憩室，但之后因黑便及高度贫血复诊。腹部 CT 检查发现近侧空肠内伴有钙沉积的直径约 3cm 的轮廓清晰的肿瘤，造影 CT 检查的 dynamic study 中观察已在动脉相传染。小肠 X 线造影检查中，发现距离 Treitz 韧带约 30cm 的近端空肠内，有占据内腔长径 35mm 的表面平滑的半球状隆起，隆起口侧还有直径约 10mm 的半球状小隆起。小肠内镜检查发现占据管腔内较大的黏膜下肿瘤，靠近口侧伴随黏膜脱落的小隆起。活检未能确诊，实施了腹腔镜下空肠部分切除术。肿瘤由从黏膜下为主体发育至浆膜下层的纺锤形肿瘤细胞组成，免疫组织化学染色的结果，诊断为胃肠道间质瘤（gastrointestinal stromal tumor, GIST）。本病例为管内发育为主的肿瘤，从口侧伴随黏膜脱落的小隆起这一点，作为 GIST 来说呈现的是非典型性形态的病变。

关键词　GIST (gastrointestinal stromal tumor) 小肠肿瘤　小肠气囊内镜　OGIB (obscuregastrointestinal bleeding)　活检

前言

小肠肿瘤相对比较稀少，但作为不明原因消化道出血（obscure gastrointestinal bleeding, OGIB）的源头疾病来说意义重大，小肠肿瘤中胃肠道间质瘤（gastrointestinal stromal tumor, GIST）的发生率较高。本篇作者等将介绍自己亲身经历的，因黑便发现的呈特异形态的空肠 GIST 病例。

病例

患者：50 岁年龄段男性。

主诉：黑便。

既往史：小儿喘息、有腹股沟疝、高血压症内服药中。

现有病历：约一年前开始因细查缺铁性贫血实施上下消化道内镜检查时，判定多发性结肠憩室。1 月前开始出现黑便和高度贫血，来作者所在科室复诊。

身体诊疗判断：体型中等、营养良好、皮肤及眼睑结膜存在贫血。胸腹部诊疗判断无异常，未触及浅表淋巴结，无下腿水肿。

检查结果：RBC 257 万 /μl；Hb 6.3g/dl；Ht

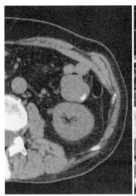

a | b

图1 腹部 CT 图像
a 单纯 CT 图像。
b dynamic CT 图像（动脉相），箭头部位为肿大的肠管膜淋巴结。

约 30mm，在肛门侧的空肠里以长径 35mm 占据内腔的表面平滑呈半球状的肿瘤，基底部占据半圈。另外隆起的开口侧伴随直径约 10mm 的半球状小隆起。与肿瘤部位同样也表现为小的钙沉积（图 2a，箭头）。

单气囊小肠内镜结果：单气囊小肠内镜经口插入观察发现，近端位空肠中存在往管腔内突出的较大黏膜下肿瘤（**图 3a**）。肿瘤的开口侧处有黏膜脱落的小隆起，其表面较为平滑，黏膜脱落部位的临界线也很清晰（**图 3b，c**）。肛门侧的隆起本体顶端中发现有临界线不清晰的发红凹陷与小白苔附着（**图 3d，e**）。肿瘤部位可通过内镜镜头。

对开口侧小隆起部实施活检，病理组织学判断仅为肉芽组织的增生（**图 4**）。虽然病理学方面未能得到确诊，初期判断消化管出血是空肠肿瘤引起的，并实施腹腔镜下小肠部分切除术与淋巴结切割术。

切除标本肉眼判断：病变位置在距离 Treitz 韧带约 30cm 的近端空肠处，大致被正常黏膜覆盖的约 35mm × 35mm 的肿瘤。

20.7%；MCV 75.0fl，小红细胞性贫血，血清铁蛋白 11.3ng/ml 偏低，其他未发现特殊异常值。

腹部 CT 结果：单纯 CT 检查下在近端空肠处发现直径 3cm，内部伴有钙化的轮廓清晰的肿瘤（图 1a）。dynamic CT 图像下肿瘤已在动脉相传染（图 1b）。另外，可见多个造影效果良好的肠间膜淋巴结（图 1b，箭头表示肿大的肠管膜淋巴结）。最大的达到 15mm。

小肠 X 线造影结果（图 2）：距离 Treitz 韧带

肿瘤开口侧可见表面黏膜已脱落的直径约 10mm 的小隆起，肿瘤本体顶端存在轻度凹陷与糜烂（**图 5a**）。另外，浆膜面上也可见直径约 15mm

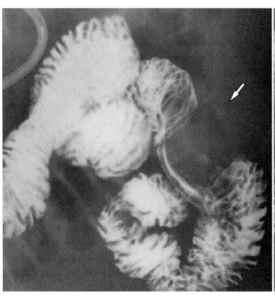
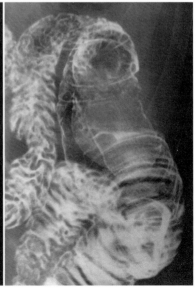

a | b

图2 小肠 X 线造影图像
a 箭头代表钙化处。

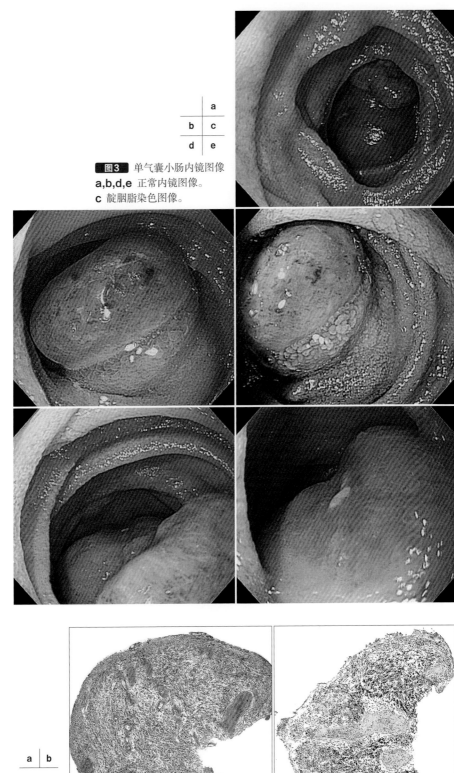

图3 单气囊小肠内镜图像
a,b,d,e 正常内镜图像。
c 靛胭脂染色图像。

	a
b	c
d	e

图4 活检病理组织学图像
a HE 染色图像。
b c-kit 染色图像。

a	b

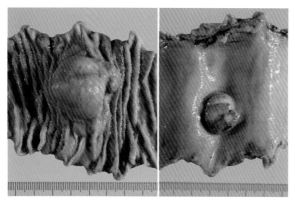

a | b
图5 切除标本宏观图像
a 黏膜面。
b 浆膜面。

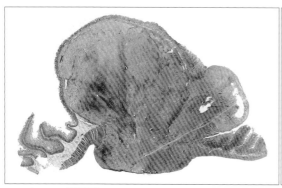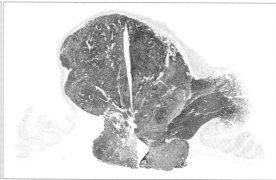

a | b　**图6** 放大图像
a HE 染色图像。
b c-kit 染色图像。

的圆盘状隆起（**图 5b**）。

　　病理组织学方面判断：放大镜图像上看纺锤型肿瘤细胞主要在黏膜下发育，并部分蔓延至浆膜下呈哑铃形，考虑是固有肌层浅表发生的病变（**图 6a**）。与正常部位的界线清晰，浆膜下发现钙化硬化灶。病理组织图像下观察纺锤形细胞已增生成被毛细血管及纤维性隔膜分开为蜂巢状（**图 7a，b**），免疫组织化学染色图像下 c-kit（**图 6b**）与 CD34 呈阳性，肌间线蛋白与 S100 蛋白呈阴性，诊断为 GIST。Ki-67 阳性率不足 3%（**图 7c**）。核分裂像在 50 高倍视野下可观察到 3 个左右，因此判断为 low risk（modified Fletcher 分类）。开口侧小隆起部分的黏膜已脱落，肛门侧隆起顶端可见再生表皮伴随胃上皮化生的糜烂，除此以外的肿瘤表面被萎缩后小肠黏膜覆盖。

　　另外，肿大的淋巴结只有滤泡的增生，未见转移情况。

观察

　　在实施上下消化道内镜检查后仍未能明确原因的消化道出血被称为 OGIB。近年来，随着气囊内镜及胶囊内镜等小肠内镜技术的发展，OGIB 的诊断能力得到大幅提高，据称胶囊内镜检查率为 62%，气囊内镜检查率为 56%[1]。小肠出血的原因疾病按照 Xin[2] 的评论依次为血管性病变 40.4%、炎症性病变 29.9%、肿瘤性病变 22.2%、憩室 4.9%、其他 2.7%。而根据矢野[3] 的双气囊小肠内镜（double-balloon enteroscopy，DBE）下鉴定出血源的 290 个病例中所涉及的原因疾病比例分别为，血管性病变 35%、炎症性病变 34%、肿瘤 / 息肉 14%、憩室 4%、小肠外病变 13%。根据 Mitsui[4] 等对日本多家医院统计结果来看，在实施

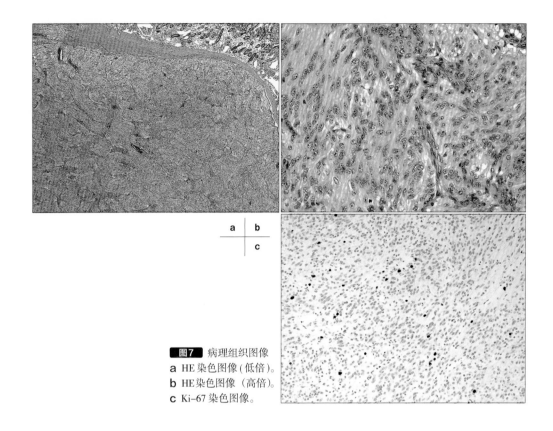

图7 病理组织图像
a HE 染色图像（低倍）。
b HE 染色图像（高倍）。
c Ki-67 染色图像。

DBE 的 144 个小肠肿瘤病例中，除了出现转移性小肠癌的 13 个病例以外，131 个原发性小肠肿瘤的比例分别为恶性淋巴瘤 23.6%、GIST 20.6%、Peutz-Jeghers 综合征 16.8%、家族性大肠肿瘤症 10.7%、原发性小肠癌 10.7%、类癌瘤 3.1%、腺瘤 3.1%、炎症性类纤维性息肉（inflammatory fibroid polyp，IFP）3.1%、其他 8.4%。

小肠原发性肿瘤中，高发频率仅次于恶性淋巴瘤的 GIST，属于 Cajal（卡哈尔）间质细胞起源的间叶性肿瘤。病变发生部位的概率一般为胃 部 50%~70%、小 肠 30%~45%、大 肠 10%~15%、肠间膜/腹膜 10% 以下、食道 5% 以下[5]。据 Miettinen 等[6]报道的 906 例小肠 GIST 病例中，平均年龄在 59 岁，发现病例的 28% 是消化道出血、急性腹部疾病 14%；病变部位中，空肠占 66%、回肠 33%、临界部位 1%、肿瘤直径为 0.3~40.0cm（平均 7.0cm）。根据日本的统计，小肠 GIST 的发生部位中空肠占 73%、易发于距离 Treitz 韧带 40cm 以内的近端空肠内[7]，本病

例也是距离 Treitz 韧带约 30cm 的近端空肠处发现的病变。

本次自检病例最初是在腹部 CT 检查中被发现的病变，并根据病变部位靠近近端空肠、病变近球形、造影下发现早期感染、伴随钙化等特点判断 GIST 的可能性较高。但是，在之后进行的小肠 X 线造影检查、小肠内镜检查中，发现病变是以管腔内为主体发育的黏膜下肿瘤（submucosal tumor，SMT），并伴随开口侧黏膜脱落的小隆起，因此诊断较为困难。

小肠 GIST 的发育模式一般分为管内型、管外型、壁内型、混合型（哑铃型）。高见等[8]报道的 19 例小肠 GIST（广义）中的 16 例，是属于管外型发育，管内型、壁内型以及混合型都只有 1 例。另外，平井等[9]报道的 17 例 GIST（小肠 16 例，大肠 1 例）中也是管外型 12 例、混合型 4 例、壁内型 1 例，可见小肠 GIST 中大绝大多数都是管外型发育为主。本次自检病例是以管内型发育为主体的，因此需要与恶性淋巴瘤以及类癌瘤等做好区别鉴定。

GIST 随着肿瘤直径的变大，发生出血、坏死、囊性变等情况较多，穿刺黏膜面后可呈现洞穴状的深度溃疡。另外，受到物理性刺激（包括活检）等造成表面黏膜损伤后，会形成广域的黏膜脱落及深度溃疡。并且会因变性、坏死导致溃疡的变形和缩小[10]。另一方面，在本次自检病例中，位于隆起开口侧的黏膜脱落后的小隆起属于特异性特征。该部位与其他区域相比，肿瘤本身的病理组织学判断之间并无任何区别，是断裂的黏膜肌层从两侧被推高，呈纺锤形的肿瘤细胞增生后形成的隆起。造成此类状态的原因，可能是原本开口侧的分叶状突出发育的肿瘤表面黏膜，受到物理刺激后脱落引起的，但只能作为推测依据，与之类似的恶性淋巴瘤及类癌瘤虽然也会伴随溃疡和凹陷，但还未遇到过黏膜脱落后形成小隆起的病变的报告。

自检病例也曾根据术前活检组织判断的肉芽组织增生，考虑是 IFP 的可能性。IFP 的特征是隆起顶端会引起大范围的黏膜脱落，并呈现类似于阴茎龟头般的外观。但是小肠 IFP 的 70% 都会发生在回肠内[11]，也同样不会发生自检病例那样的偏心性小隆起的病变。手术标本经确诊为 GIST 后，针对术前从开口隆起部分采取的活检组织追加实施特殊染色后，确认存在 c-kit 阳性细胞（图4b）。对于小肠 GIST 来说，活检诊断具有积极意义[12, 13]，但也存在活检诊断较为困难[14]，以及活检后导致大量出血不得不采取紧急手术的情况[15]。GIST 活检诊断的难度可见一斑。

自检病例的实施过程中，曾经出现 2 次急性贫血，推测是溃疡出血造成的，但是出血点是在开口侧小隆起部位还是隆起本体顶端的糜烂部位还尚不明确。通过隆起本体顶端的糜烂部位的再生上皮中发现有胃上皮化生这一点，可能代表糜烂在不断形成和再生。

自检病例在术前的 CT 检查的表现，是早期造影的肿大化肠间膜淋巴结形态，怀疑有淋巴结转移。但是，根据手册记载[16]，GIST 的淋巴结转移几乎很少也非预后因素，因此不需要系统性淋巴结割除，只需针对怀疑是转移的淋巴结割除

即可。最终结果显示淋巴结肿大只是反应性的变化。但是小肠中发生的 GIST 相比其他部位发生的来说预后不良的情况较多[17, 18]。而且，即使是恶性程度较低的 GIST，在经过 10 年以后也会发生转移，因此未来需要长期注意过程观察。

总结

对因黑便发现的 1 例空肠 GIST 进行介绍。发现属于管内型为主体发育的黏膜下肿瘤，开口侧伴随黏膜脱落的小隆起，作为 GIST 来说属于特异性形态特征。

参考文献

[1] Teshima CW, Kuipers EJ, Van Zanten SV, et al. Double balloon enteroscopy and capsule endoscopy for obscure gastrointestinal bleeding：an updated meta-analysis. J Gastroenterol Hepatol 26:796-801, 2011

[2] Xin L, Liao Z, Jiang YP, et al. Indications, detectability, positive findings, total enteroscopy, and complications of diagnostic double-balloon endoscopy：a systematic review of data over the first decade of use. Gastrointestinal Endosc 74:563-570, 2011

[3] 矢野智則，山本博德，砂田圭二郎，他. 小腸出血の診断と治療. 日消誌 110:1198-1204, 2013

[4] Mitsui K, Tanaka S, Yamamoto H, et al. Role of double-balloon endoscopy in the diagnosis of small-bowel tumors：the first Japanese multicenter study. Gastrointest Endosc 70:498-504, 2009

[5] Grover S, Ashley SW, Raut CP. Small intestine gastrointestinal stromal tumors. Curr Opin Gastroenterol 28:113-123, 2012

[6] Miettinen M, Makhlouf H, Sobin LH, et al. Gastrointestinal stromal tumors of the jejunum and ileum：a clinicopathologic, immunohistochemical, and molecular genetic study of 906 cases before imatinib with long-term follow-up. Am J Surg Pathol 30:477-489, 2006

[7] 八尾恒良，八尾建史，真武弘明，他. 小腸腫瘍—最近5年間（1995-1999）の本邦報告例の集計. 胃と腸 36:871-881, 2001

[8] 高見元敞，藤田淳也，塚原康生，他. GISTの臨床的取り扱い—胃・小腸を中心に. 胃と腸 36:1147-1156, 2001

[9] 平井郁仁，松井敏幸，八尾恒良，他. 消化管の平滑筋性腫瘍，神経性腫瘍，GISTの診断と治療—3）腸. 胃と腸 39:561-573, 2004

[10] 森田俊治，西庄勇，福島幸男，他. 生検により形態変化を来した直腸gastrointestinal stromal tumor（GIST）の1例. 胃と腸 43:213-218, 2004

[11] Nomura M, Takahashi A, Takano H, et al. Inflammatory fibroid polyp of the ileum which could be endoscopically diagnosed—A case report and review of the literature. Dig Endosc 3:102-108, 1991

[12] Nishimura M, Yamamoto H, Kita H, et al. Gastrointestinal stromal tumor in the jejunum：diagnosis and control of bleeding with electrocoagulation by using double-balloon enteroscopy. J Gastroenterol 39:1001-1004, 2004

[13] 下田渉，中村哲也，白川勝朗，他. ダブルバルーン内視鏡に

より術前診断が可能であった空腸GISTの1例. 胃と腸 40:1559-1566, 2005

[14] 松田圭二, 塚本充雄, 福島慶久, 他. 小腸悪性腫瘍の診断と治療—GIST. 胃と腸 48:1446-1460, 2013

[15] 鈴木正彦, 水上泰延, 尾上重巳, 他. 小腸内視鏡下生検で大量出血した小腸GISTの1例. 日腹部救急医会誌 27:533-536, 2007

[16] 日本癌治療学会, 日本胃癌学会, GIST研究会(編). GIST診療ガイドライン, 3版. 金原出版, 2014

[17] Dematteo RP, Gold JS, Saran L, et al. Tumor mitotic rate, size, and location independently predict recurrence after resection of primary gastrointestinal stromal tumor(GIST). Cancer 112:608-615, 2008

[18] 藤田淳也, 塚原康生, 菅和臣, 他. 胃および小腸gastrointestinal stromal tumor 53例の臨床病理学的検討. 日消外会誌 39:1-8, 2006

Summary

Jejunal GIST with Atypical Presentation, Report of a Case

Hirokazu Uejima[1], Seiji Shimizu, Eiwa Ishida[2], Hideo Tomioka[1], Wataru Fukuda, Chihiro Yokomizo, Atsushi Matsumura[3], Shinji Okano

A 59-year-old man presented to our hospital with tarry stool and severe anemia. One year ago, he had undergone upper gastrointestinal endoscopy and colonoscopy to investigate the causes of iron-deficiency anemia, and the results disclosed colonic diverticula.

When he presented this time, abdominal CT revealed a well-demarcated mass in the proximal jejunum measuring approximately 30mm ; a tiny calcification was also visualized in the mass. On contrast study, the lesion was remarkably enhanced in the arterial phase. Small-bowel barium X-ray also delineated a hemispherical mass of 35mm in diameter that almost occupied the jejunal lumen at a point 30cm distal to the ligament of Treitz. A small, hemispherical prominence was observed on the oral side of the lesion. Single-balloon enteroscopy was performed, and it revealed a large submucosal tumor occupying the lumen. A prominence without mucosa was observed on the lesion. Partial resection of the jejunum was performed laparoscopically. On histopathological examination, it was found that the tumor was composed of spindle-shaped tumor cells growing mainly in the submucosa and extended till the subserosa. A diagnosis of GIST (gastrointestinal stromal tumor) was confirmed from the results of immunohistochemical staining. This case was considered to be an atypical presentation of GIST because the tumor had mainly grown intraluminally and was accompanied by a prominence without mucosa on it.

[1] Division of Gastroenterology and Hepatology, Osaka General Hospital of West Japan Railway Company, Osaka, Japan

[2] Division of Pathology, Osaka General Hospital of West Japan Railway Company, Osaka, Japan

[3] Division of Surgery, Osaka General Hospital of West Japan Railway Company, Osaka, Japan

---

病理概评　海崎 泰治 （福井県立病院病理診断科）

　　本例是CT所见疑似GIST(gastrointestinal stromal tumor), 但由于小肠造影及小肠内镜检查中出现特异形态, 因此成为难以诊断的空肠GIST的1个病例。

　　本病例图像所见特异形态特点如下：①二峰性隆起；②口侧隆起的黏膜脱落。

　　GIST不限于内脏器官, 有时会出现黏膜大范围脱落、囊肿变性和肿瘤内出血等症状。但是, 即使研究了这样的病例, 也几乎看不出肿瘤直径和细胞异型等特征。

　　概述者(海崎等)曾经历过的胃的GIST中囊肿变性、肿瘤内出血的1例病例(《胃与肠》41:1589-1596, 2006), 该病例在病理组织学上判断是椭圆形、类圆形的肿瘤细胞增殖了的上皮样细胞类型[epithelioid(-myxoid)cell type]的GIST.

　　同时在文献检索的其他报告中, 也发现了许多该类型出现黏膜脱落、囊肿变性、肿瘤内出血的病例。由于作者所在医院所经历的病例数较少, 目前尚未形成汇总, 但就其特异性肉眼图像, 我们认为关注这类病例也很重要 。

　　关于这个病例, 作者们虽然在论文中没有提示关于"特异"部的病理组织图像, 但在早期胃癌研究会时所提供的资料中部分确认了epithelioid cell type所见。虽然只是可能性的问题, 但这可能是肿瘤形成二峰性的原因。不过, 该病例还包括明显的spindle cell type组织部分, 当组织混合存在时, 也需要不断积累上述症状, 看是否采取肉眼影像的特征。

　　不管怎样, 本病例的图像所见具有特异性, 不过, 想确认GIST病例并不是一定要对单纯的半球状黏膜下肿瘤(submucosal tumor, SMT)进行确认。

编辑后记

长南 明道　仙台厚生病院消化器内視鏡センター

"胃溃疡变了吗——构建新的胃溃疡学"为专题的本书是由春间、赤松、长南3人负责并策划的。正如春间在引言中介绍的，本书是在 H.pylori 阳性溃疡大幅减少的情况下，针对 H.pylori 相关胃溃疡与吻合口溃疡、common disease 的药物性胃溃疡、逐渐增加趋势的 H.pylori 除菌后胃溃疡、非 H.pylori·非药物性胃溃疡、以及在思考胃溃疡未来发展的趋势上起重要作用的儿童胃溃疡等主题，在13位老师们的大力配合下，使内容得到了丰富与完善。首先是太田老师等的"胃溃疡病理学的温故而知新"，针对①胃溃疡的临床病理学特征与组织结构；②与 H.pylori 关联的背景黏膜；③与 H.pylori 并称为现代胃溃疡两大成因的 NSAIDs 溃疡；以及④近年来逐渐被认识的 PPI 导致的胃黏膜变化，从病理学角度出发给出了简明清晰的阐述。外山老师等编著的是"H.pylori 相关性胃溃疡"，针对男性、无症状、单发性、近圆形、胃角部小弯/胃体上方后壁溃疡较多，所有的溃疡均发生在内镜的萎缩临界线附近与其萎缩区域内，提出萎缩进展与溃疡发生部位存在密切关系，以及评分系统对出血风险和治疗适应性评价具有积极意义等观点。小野老师等负责"H.pylori 除菌后的胃溃疡"，对于除菌后复发的原因列举了① H.pylori 的阳性复发；②药物性溃疡（NSAIDs 等）；③特发性溃疡，并提出了溃疡复发时的 H.pylori 复查、通过确认服用药物等来排查原因的重要性等观点。镰田老师等则负责典型药物性胃溃疡的"NSAIDs 起因性胃溃疡的临床特征与治疗"，提出 NSAIDs 溃疡易发于胃窦部，且较多为多发性与出血性溃疡，H.pylori 感染者较难发生 NSAIDs 溃疡，根据消化性溃疡诊疗手册2015（修订版）记载，如无法停止 NSAIDs 的情况下，建议配合 PPI 或前列腺素制剂，以及不进行 H.pylori 除菌等观点。菅野老师等负责"非 H.pylori·非药物性胃溃疡"，提出排除各种原因后的非 H.pylori·非药物性胃溃疡（特发性溃疡）多发于胃窦部，特别是

拥有多项动脉硬化性疾病的患者风险较高，而且有难治性和易复发性的特点。

在受灾等情况下的精神压力也可作为单独的胃溃疡发生因素之一，多发于胃体部且容易出血等观点。中山老师负责的是"儿童胃溃疡"，提出儿童胃溃疡主要成因也是 H.pylori 感染与 NSAIDs 溃疡，除此以外还会因各种原因造成急性二次复发，急性胃黏膜病变有可能是首次感染 H.pylori 等观点。野村老师等负责"吻合口溃疡"，提出随着胃癌术后长期存活率的提高，胃黏膜萎缩程度也会加深，并且低酸的情况较多，从而导致吻合口较近位置经常发生"广义的吻合口溃疡"现象。当 H.pylori 为阳性时，有时除菌疗法会起到一定效果等观点。

中村老师等负责的是"Helicobacter heilmannii 感染导致的溃疡"，提出在患有胃/十二指肠溃疡，而 H.pylori 却为阴性，或者脲酶活性为阴性或弱阳性的情况下，应考虑感染了 H.heilmannii 等的观点。

最后主题病例的赤松在病例中提到，对于一直以来难以与良性溃疡区别鉴定的弥漫浸润型胃癌，采用随时间变化的观察以及胃 X 线检查具有积极意义。岩井的病例，是溃疡周堤宽度较小边缘平滑，类似于溃疡型恶性淋巴瘤形态，但是胃底穿隆部的溃疡经常会显现出此类状态，需要注意。森本的病例，是经过内镜观察，发现胃窦部到胃角部为主的多发性浅表性溃疡，胃 X 线检查下呈现类似于胃梅毒特征的，胃窦部漏斗状梗阻现象。并且指出，CMV 感染症的特点是贯穿性溃疡，但也会出现诸如藤原举证的病例那样，多种形态。特别是要注意与免疫缺陷患者做好区别鉴定。

随着 H.pylori 除菌的发展，传统的消化性溃疡正在逐渐减少，但同时也出现一些全新的胃溃疡症状。在临床上当遇到难治性、复发性溃疡患者而一筹莫展时，或者需要整理关于胃溃疡的一些资料时，希望本书的一些资料及内容能给予大家帮助。